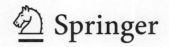

Current Treatment of Retroperitoneal Sarcomas

当代腹膜后肉瘤诊治策略

原著主编　〔意〕Vittorio Quagliuolo
　　　　　〔意〕Alessandro Gronchi
主　　审　汪建平
名誉主译　王锡山
主　　译　王天宝

SPM 南方出版传媒
广东科技出版社 | 全国优秀出版社
·广 州·

图书在版编目（CIP）数据

当代腹膜后肉瘤诊治策略 /（意）维托里奥·夸利亚洛（Vittorio Quagliuolo），（意）亚历山德罗·格隆奇（Alessandro Gronchi）主编；王天宝主译. —广州：广东科技出版社，2020.7

书名原文：Current Treatment of Retroperitoneal Sarcomas

ISBN 978-7-5359-7490-7

Ⅰ.①当…　Ⅱ.①维…②亚…③王…　Ⅲ.①腹膜后肿瘤—诊疗　Ⅳ.①R735.4

中国版本图书馆CIP数据核字（2020）第104487号

广东省版权局著作权合同登记
图字：19-2019-043号

出 版 人：朱文清
责任编辑：黎青青　李　芹
封面设计：林少娟
责任校对：谭　曦
责任印制：彭海波
出版发行：广东科技出版社
　　　　　（广州市环市东路水荫路 11 号　邮政编码：510075）
销售热线：020-37592148/37607413
http：//www.gdstp.com.cn
E-mail：gdkjzbb@gdstp.com.cn（编务室）
经　　销：广东新华发行集团股份有限公司
排　　版：创溢文化
印　　刷：广州市彩源印刷有限公司
　　　　　（广州市黄埔区百合三路 8 号　邮政编码：510700）
规　　格：889mm×1 194mm　1/16　印张 10.5　字数 250 千
版　　次：2020 年 7 月第 1 版
　　　　　2020 年 7 月第 1 次印刷
定　　价：150.00 元

如发现因印装质量问题影响阅读，请与广东科技出版社印制室联系调换（电话：020-37607272）。

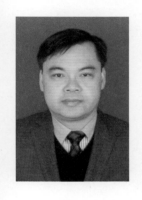

王天宝，教授，中国医学科学院肿瘤医院深圳医院胃肠外科学科带头人、科主任，主任医师，医学博士，博士后研究员，硕士研究生导师。从事胃肠肿瘤外科临床工作20余年。2002年7月于山东大学获医学博士学位。2002年9月至2004年10月，于中山大学附属第一医院从事博士后研究工作，师从于我国著名胃肠外科专家汪建平教授。2002年10月至2017年3月，就职于国家重点学科中山大学附属第一医院胃肠外科，历任副主任医师、主任医师。

王天宝教授秉承仁心仁术的行医理念，致力于胃癌、胃肠间质瘤、结直肠癌及腹腔恶性肿瘤的诊治研究。开展的特色技术：腹腔镜胃肠道肿瘤根治性切除术、腹部无切口的经肛门或阴道取出标本的腹腔镜结直肠癌根治术（NOSES）、经肛门直肠癌切除术、低位直肠癌保功能手术及双镜联合手术。接诊患者来自美国和我国香港、新疆、内蒙古等地，得到广大患者及其家属的一致好评。

现主持多项课题，在SCI及《中华医学杂志》等期刊发表论著80余篇。主编《实用胃肠恶性肿瘤诊疗学》《胃肠手术策略与操作图解》及《实用盆腔外科手术与图谱》。主译《胃癌手术操作全真图谱》《Chassin结直肠肛门手术策略与操作图解》《消化道手术复杂并发症防治策略》及《结直肠肛门疾病临床实践指南》（第三版）。参编《中华结直肠肛门外科学》《胃癌外科学》及《直肠癌保肛手术》。

社会兼职：中国医师协会结直肠肿瘤委员会早诊早治委员会副主任委员、中国医师协会外科医师分会肛肠外科医师委员会常委、中国医师协会肛肠医师分会肛肠疾病专家委员会委员、中国抗癌协会康复会学术指导委员会（胃肠外科）常委、深圳市医师协会胃肠肿瘤专委会主任委员、深圳市医学会胃肠外科委员会副主任委员。兼任《中华胃肠外科杂志》《中华结直肠疾病电子杂志》及《中华肿瘤防治杂志》编委。

编者名单

（以编写章节先后顺序排列）

Luca Balzarini　Department of Radiology，Humanitas Clinical and Research Center，Rozzano

Massimo Barberis　Department of Pathology，European Institute of Oncology，Milan，Italy

Alexia F. Bertuzzi　Department of Medical Oncology and Hematology，Humanitas Clinical and Research Center，Rozzano，Milan，Italy

Antonella Boglione　Department of Oncology，Humanitas Gradenigo Hospital，Turin，Italy

Elena Monica Borroni　Department of Biotechnology and Translational Medicine，University of Milan，Italy

Dario Callegaro　Sarcoma Service，Department of Surgery，Fondazione IRCCS Istituto Nazionale dei Tumori，Milan，Italy

Ferdinando C.M. Cananzi　Department of Biomedical Sciences，Humanitas University，Pieve Emanuele，Milan，and Surgical Oncology Unit，Department of Surgery，Humanitas Clinical and Research Center，Rozzano，Milan，Italy

Umberto Cariboni　Department of Thoracic Surgery，Humanitas Clinical and Research Center，Rozzano，Milan，Italy

Maurizio Chiriva-Internati　Department of Lymphoma and Myeloma and Department of Gastroenterology，Hepatology and Nutrition，Division of Internal Medicine，The University of Texas MD Anderson Cancer Center，Houston，Texas，USA

Matteo M. Cimino　Department of Hepatobiliary and General Surgery，Humanitas Clinical and Research Center，Rozzano，Milan，Italy

Piergiuseppe Colombo　Department of Pathology，Humanitas Clinical and Research Center，Rozzano，Milan，Italy

Alessandro Comandone　Department of Oncology，Humanitas Gradenigo Hospital，Turin，Italy

Antonino De Paoli Radiation Oncology Department, IRCCS CRO–Aviano, National Cancer Institute, Aviano, Pordenone, Italy

Angelo Paolo Dei Tos University of Padua School of Medicine, Padua, Italy, and Department of Pathology, Azienda ULSS2 Marca Trevigiana, Treviso, Italy

Marco Fiore Sarcoma Service, Department of Surgery, Fondazione IRCCS Istituto Nazionale dei Tumori, Milan, Italy

Jacopo Galvanin Surgical Oncology Unit, Department of Surgery, Humanitas Clinical and Research Center, Rozzano, Milan, Italy

Nicolò Gennaro Training School in Radiology, Humanitas University, Pieve Emanuele, Milan, Italy

Giovanni Grignani Department of Medical Oncology, Candiolo Cancer Institute–FPO IRCCS, Candiolo, Turin, Italy

Fabio Grizzi Department of Immunology and Inflammation, Humanitas Clinical and Research Center, Rozzano, Milan, Italy

Alessandro Gronchi Sarcoma Service, Department of Surgery, Fondazione IRCCS Istituto Nazionale dei Tumori, Milan, Italy

Teresa Mele Department of Oncology, Humanitas Gradenigo Hospital, Turin, Italy

Carlo Morosi Department of Radiology, Fondazione IRCCS Istituto Nazionale dei Tumori, Milan, Italy

Andrea Napolitano Medical Oncology Unit, Campus Bio–Medico University Hospital, Rome, Italy

Federico Navarria Radiation Oncology Department, IRCCS CRO–Aviano, National Cancer Institute, Aviano, Pordenone, Italy

Piera Navarria Radiotherapy and Radiosurgery Department, Humanitas Clinical and Research Center, Rozzano, Milan, Italy

Elisa Palazzari Radiation Oncology Department, IRCCS CRO–Aviano, National Cancer Institute, Aviano, Pordenone, Italy

Elisabetta Pennacchioli Soft Tissue Sarcoma and Rare Tumors Surgical Division, European Institute of Oncology, Milan, Italy

Dorina Qehajaj Department of Immunology and Inflammation, Humanitas Clinical and Research Center, Rozzano, Milan, Italy

Vittorio Quagliuolo Surgical Oncology Unit, Department of Surgery, Humanitas Clinical and Research Center, Rozzano, Milan, Italy

Stefano Radaelli Sarcoma Service, Department of Surgery, Fondazione IRCCS Istituto Nazionale dei Tumori, Milan, Italy

Marco Rastrelli Surgical Oncology Unit, Veneto Institute of Oncology IOV–IRCCS, Padua, Italy

Stefania Rizzo Department of Radiology, European Institute of Oncology, Milan, Italy

Carlo Riccardo Rossi Surgical Oncology Unit, Veneto Institute of Oncology IOV–IRCCS, and Department of Surgery, Oncology and Gastroenterology, University of Padua, Padua, Italy

Laura Ruspi Surgical Oncology Unit, Department of Surgery, Humanitas Clinical and Research Center, Rozzano, Milan, Italy

Sergio Sandrucci Sarcoma and Rare Visceral Cancers Unit, Città della Salute e della Scienza, University of Turin, Turin, Italy

Roberta Sanfilippo Adult Mesenchymal Tumors and Rare Cancers Medical Oncology Unit, Fondazione IRCCS Istituto Nazionale dei Tumori, Milan, Italy

Claudia Sangalli Radiation Oncology Department, Fondazione IRCCS Istituto Nazionale dei Tumori, Milan, Italy Marta Sbaraglia Department of Pathology, Azienda ULSS2 Marca Trevigiana, Treviso, Italy

Sanja Stifter Department of Pathology, School of Medicine, University of Rijeka, Croatia

Guido Torzilli Department of Biomedical Sciences, Humanitas University, Pieve Emanuele, Milan, and Department of Hepatobiliary and General Surgery, Humanitas Clinical and Research Center, Rozzano, Milan, Italy

Saveria Tropea Surgical Oncology Unit, Veneto Institute of Oncology IOV–IRCCS, and Department of Surgery, Oncology and Gastroenterology, University of Padua, Padua, Italy

Sergio Valeri General Surgery Unit, Campus Bio–Medico University Hospital, Rome, Italy

Bruno Vincenzi Medical Oncology Unit, Campus Bio–Medico University Hospital, Rome, Italy

译者名单

主　　审：汪建平

名誉主译：王锡山

主　　译：王天宝　中国医学科学院肿瘤医院深圳医院

译　　者：（以翻译章节先后顺序排列）

周胜男　中国医学科学院肿瘤医院深圳医院

王天宝　中国医学科学院肿瘤医院深圳医院

黄文婷　中国医学科学院肿瘤医院深圳医院

刘　琪　中国医学科学院肿瘤医院深圳医院

康文焱　中国医学科学院肿瘤医院深圳医院

任培德　中国医学科学院肿瘤医院深圳医院

蔡旭浩　中国医学科学院肿瘤医院深圳医院

余永刚　中国医学科学院肿瘤医院深圳医院

赵宗刚　青岛大学医学院附属医院

贾文焯　北京医院

赵紫罡　包头市肿瘤医院

张文珏　中国医学科学院肿瘤医院深圳医院

王　芬　北京大学深圳医院

王春冰　中国医学科学院肿瘤医院深圳医院

胡宝光　滨州医学院附属医院

序

意大利外科学会（Italian Society of Surgery）于1994年创办了一系列的两年期报告，讨论每年外科手术中最新且颇受争议的专题。最初的两个主题之一即为Davide D'Amico教授担当编辑的腹膜后肿瘤。

经过20多年的不断探索，该学会执行委员会深感有必要对腹膜后肿瘤这一主题进行调整，将最常见且研究较为深入的腹膜后肉瘤作为探讨重点。近年来，有关这种复杂疾病的各个方面进展颇多，在组织病理、分子特性、影像特点、诊断途径和外科手术决策等方面尤其如此，催生了多学科协作诊治模式。

本书主编是两名享负盛名的意大利外科医生，在腹膜后肿瘤诊治方面经验颇丰，而且他们所在的单位具有庞大的肿瘤患者群。

意大利最科学严谨的临床医生们负责撰写各个章节，从而确保本书的先进性和科学性。最后章节探讨专家的国际合作问题，以期更广泛地交流经验，扩大协作。我相信本专著必将成为整个外科领域最受欢迎的参考工具书之一。

意大利外科学会主席

Marco Montorsi

前　言

　　腹膜后肉瘤（Retroperitoneal sarcomas，RPS）相当罕见，成年人发病率为0.15%，其治疗手段颇具挑战性，对外科医生而言更是如此。尽管其他治疗方法都有一定的效果，但手术依然是治疗的基石。最近10年，外科手术方法发生巨大变化，对RPS的控制和预后产生巨大影响。在RPS中心，专业的临床医生和多学科团队的优势颇为明显，可改善疾病相关的临床结局。目前，国内外的协同合作日益增多，对研究和推广RPS诊治策略具有重大意义。

　　本专著详细探讨RPS诊治的最新进展：自诊断至特殊病理类型的处理、自新辅助治疗到扩大的联合脏器切除，兼顾分子生物特性与将来发展。深入探讨目前最新的研究进展，包括流行病学、病理学、基因学、分子生物学、免疫学、诊断学、内科治疗、放射治疗、预后预测以及不同病理类型的手术处理方法。在出现更为有效的治疗方法之前，应该充分重视多学科协作诊治模式和区域性的RPS诊疗中心在改善预后方面的重要作用。

　　感谢意大利外科学会主席和专委会，鼓励并支持我们编撰这本专著！

　　衷心感谢所有编者的辛勤付出！

　　感谢意大利肿瘤外科学会对编撰此专著给予的大力协助！

Vittorio Quagliuolo

Alessandro Gronchi

译者前言

　　对于普通外科医生而言，腹膜后肿瘤的诊治并非像胃肠道肿瘤那样得心应手。其原因在于腹膜后肿瘤发病率极低，病理类型错综复杂且不断更新变化，每一位具体患者的肿瘤病理异质性极其明显，随着疾病进展或复发，其病理也不尽相同。所有这些特点，使得每一位普通外科医生处置腹膜后肿瘤的经验均颇为有限，每次相遇都是一次痛苦选择。腹膜后间隙宽泛，肿瘤往往缺乏完整边界，易于侵犯周围重要器官，为获得根治性切除效果，常需要联合脏器切除术，甚至包括未明显受侵的器官组织，这对专科医生的挑战不言而喻，特别是血管外科、泌尿外科、骨外科、盆腔肿瘤外科医生的大力协助至关重要。术中大出血的风险使得外科医生在手术过程中提心吊胆，如履薄冰！目前，探讨腹膜后肿瘤的专著相对较少，但腹膜后肿瘤又是普通外科医生必须面对的问题，因此，我们需要一本较为全面地介绍腹膜后肿瘤的权威专著，以便更好地为患者解除病痛。

　　Vittorio Quagliuolo和Alessandro Gronchi是意大利著名的腹膜后肿瘤诊治专家，均为跨太平洋腹膜后肉瘤协作组的成员之一。在意大利外科学会的大力支持下，他们召集43位在腹膜后肿瘤诊治方面颇有建树的专家执笔*Current Treatment of Retroperitoneal Sarcomas*，于2019年在意大利出版发行。本书详细讲解腹膜后肉瘤的发展史、病理特点、影像诊断、手术原则、术后并发症、联合大血管手术、复发模式及其处理、放射治疗、内科治疗、复发危险评估、远处转移处理、术后监测，以及国际合作。本专著具有语言简练、图像清晰、实用性强的特点，是一本难得的参考工具书。

广东科技出版社慧眼识珠，引进 *Current Treatment of Retroperitoneal Sarcomas*。翻译是一门学问，所有译者虽然竭尽全力，但仍然不能达到至善至美的境界。译者反复讨论有关事宜，向有关外语专家不断请教，唯恐词不达意甚至误解原著。本译著解剖学名词参考刘树伟教授主编的《局部解剖学》（第八版，人民卫生出版社），疾病名称参考陈孝平教授与汪建平教授主编的《外科学》（第八版，人民卫生出版社），手术名称参考汪建平教授和詹文华教授主编的《胃肠外科手术学》（人民卫生出版社）。希望本译著能够表达出原作者的本意，不至于误导读者。我们根据原著内容特点，译成中文后，书名定为《当代腹膜后肉瘤诊治策略》。

　　由于译者经验有限，行文风格不一，语言运用能力有待提高，书中不妥和错误在所难免，请广大读者朋友不吝赐教，邮箱地址：wangtianbao1@163.com。

于鹏城

2019月12月

目 录

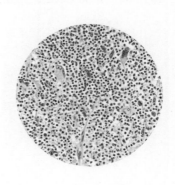

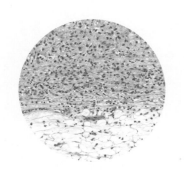

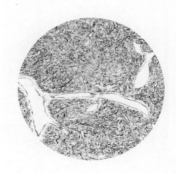

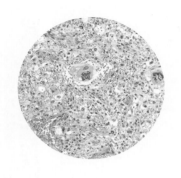

第一章 腹膜后肿瘤外科发展史

Vittorio Quagliuolo，Laura Ruspi，Ferdinando C.M. Cananzi，Alessandro Gronchi

一、概述

肉瘤是一种罕见的恶性间叶组织肿瘤，具有异质性，可发生在身体任何部位，占所有恶性肿瘤的比例不到1%[1]。大概包括70种病理类型，因此部位联合病理类型的诊断很多，其治疗疗效和预后亦相差甚远[2]。肉瘤大概可分为三种主要类型：软组织肉瘤（soft tissue sarcoma，STS）、内脏肉瘤和骨肉瘤[3]。

德国一项分析报告显示，2013年该国诊断6848例肉瘤；其中，STS最常见（男性患者70%，女性患者74%），其次为胃肠间质瘤（gastrointestinal stromal tumors，GIST）（男性患者22%，女性患者18%），骨肉瘤紧随其后（男性患者9%，女性患者8%）。Ressing等报道STS年龄标准化发病率在男性为7.4/10万，女性为6.6/10万，这和文献报道相一致[4]。

在STS中，腹膜后肉瘤占12%~15%，其平均发病率为2.7/100万[5-6]。腹膜后间隙范围甚广，因此RPS可以生长得很大才出现症状，在诊断时其长轴往往超过20cm[7]。而且，与原发性上皮实体肿瘤不同，RPS多累及多个脏器，既可包裹，也可浸润[8-9]。目前认为，肉眼下RPS完整切除是改善预后的最佳手段，但腹膜后间隙具有内脏、大血管及神经等各种结构，显而易见，外科手术颇具挑战性。

虽然放疗和化疗作为新辅助或术后辅助治疗的方式联合或单独使用，可以发挥一定的作用，但外科手术依然是可切除RPS的治疗基石[8, 10]。

二、自Morgagni第一例报道到20世纪中叶

意大利解剖学家Giovanni Battista Morgagni于1761年首次报道这一罕见的腹膜后肿物，是其在解剖一位60岁女性患者的尸体中发现的巨大脂肪瘤[11]。在以后的几十年，逐渐出现个案和

小样本的RPS报道，然而，大部分文献探讨的是临床表现和尸体解剖所见，有关外科手术的文献还是凤毛麟角。在20世纪初期，Dutton Steele在他撰写的"腹膜后肿瘤文献综述"中共计讨论了61例患者[12]。Howard Williams在一篇文献综述中共计有84例RPS患者，他们来自不同的国家，有趣的是，外科手术率仅有14%[13]。直到1933年，Judd 发表了单中心的RPS研究，共计有46例患者接受手术干预，但大部分是穿刺活检，完整切除者仅有15例（32%），作者没有提供死亡率，但发现即使完整切除，术后局部复发率依然很高[14]。

三、20世纪50年代至80年代

1954年，Pack与Tabah报道了Memorial Sloan Kettering Cancer Center在1926—1951年收治的120例RPS患者的诊治资料，肿瘤的完整切除率为21%，活检、部分切除和完整切除的总死亡率为10.8%[15]。

在20世纪60年代，手术切除率逐渐上升，这可归功于对RPS认识的提高和早期发现[16]。Armstrong于1965年发表了对41例恶性腹膜后肿瘤的系列研究，外科手术率为83%[17]。Braasch和Mon的研究显示外科手术率仅为67%，但治愈性切除率高达41%，术后死亡率为8%[18]。

20世纪70年代，可获得的资料显示RPS外科手术患者的5年无病生存率为0~21%，然而，那时CT尚未得以推广，真实的局部复发率可能被低估[19]。

1973年，Kinne总结了Memorial Hospital for Cancer 和Allied Diseases of New York 25年的临床经验，在249例脂肪肉瘤的病例中，有34例为RPS，11例完整切除（联合或不联合放疗），15例部分切除联合放疗，8例仅行活检联合放疗，手术相关死亡率为11.7%，完整切除组的平均生存期为7年（30个月到23年），其5年生存率为64%[20]。

1984年，McGrath报道Medical College of Virginia完成了47例RPS外科手术，完整切除率为38%，达到根治性切除的患者68%需要联合脏器切除，最常见的器官为肾（32%）、结肠（25%）、肾上腺（18%），并发症发生率为32%，无术后死亡患者，但在文中并未提及手术范围、切除器官数目与并发症的关系[21]。

四、20世纪90年代至今

在20世纪90年代初，关于RPS完整切除等外科治疗效果的文献依然相对贫乏。因此，诸多学者呼吁建立不同中心之间的合作关系，创建国家登记联盟，以期评价和追踪这种罕见疾病的临床诊治效果[22]。切除范围和理想切缘依然未能明确，而且非手术治疗效果至今也未见系统评价。

1998年，Lewis完成一项单中心大样本RPS研究，包括原发和复发的500例肿瘤患者，时间跨度15年，重点评价完整切除和临床结局的相关性，结果显示，和不完整切除组相比，完整切除组的总生存期明显延长，术后死亡率为4%（表1-1）[24]。1995年，Singer强调了切缘状态的重要性，研究共计183例患者，包括躯体和腹膜后肉瘤，多变量分析显示组织学分级高与切缘状态RPS是独立的预后判断因素[25]。

表1-1 腹膜后肿瘤外科手术一览表

作者	年代	原发性RPS病例数	完整切除率	并发症发生率	死亡率	完整切除组5年生存率
Pack and Tabah[15]	1926–1951	120	21.0%	未提供	10.8%	未提供
Kinne et al.[20]	1940–1965	34	32.4%	未提供	11.7%	64%
McGrath et a.1[21]	1964–1982	47	38.3%	33%	0	70%
Cody et al.[19]	1971–1977	80	66.0%	未提供	3.7%	45%
Jaques et al.[23]	1982–1987	63	65.1%	严重并发症14%轻度并发症9%	4.0%	74%
Lewis et al.[24]	1982–1997	278	80.0%	未提供	4.0%	60%

20世纪，意大利的Gronchi及其同事以及法国的Bonvalot及其同事，介绍另一种四周广泛切除的手术，要求切除与RPS相连的各个器官，甚至包括非肉眼可见粘连的器官，也称为腹腔区域脏器切除术。

2009年，French Sarcoma Group发表的一篇研究论文，包括多个研究单位的382例患者，和简单的完全切除相比，腹腔区域脏器切除组患者局部复发风险下降3.29倍（$P=0.004$）[5]。在同一期*Journal of Clinical Oncology*，来自米兰Istituto Nazionale Tumori（INT）的Gronchi回顾性分析288例RPS临床资料，分为标准完整切除组和腹腔区域脏器切除组，发现5年复发率前者为48%，后者为28%，因此腹腔区域脏器切除组颇具优势[26]。

对上述两项研究的批评主要源自美国学者，在不同的肉瘤研究中心之间，对肉瘤的切除范围存在争议[27-29]。有文章称，上述研究再手术率较高，低估了并发症发生率，这归因于研究的回顾性分析特性[28]。Strauss也持批评态度，认为腹腔区域脏器切除组有较高生存率的原因可能是选择了便于切除的器官，比如肾脏、腰大肌、结肠，而保留了其他邻近组织器官，如下腔静脉、腹主动脉、肠系膜上动脉等大血管[30]。尽管反对者认为尽量保留相邻脏器可减少并发症，然而二者的再次手术率并没有区别[32]。

近年来，由于证实组织类型是预判局部复发和远处转移的重要因素[33-34]，因此，外科手术范围不仅基于肿瘤解剖，还参考组织学类型[35]。不同组织类型具有不同的局部或远处转移特性，局部浸润模式亦有差别，因此，在制定治疗策略时，上述问题务必认真考虑。

认识到RPS具有异质性、罕见性及复杂性的特点，临床医生迫切需要多学科协作诊治模式，以期优化RPS治疗方案，包括手术和非手术。实际上，已经认识到专业诊治中心的经验颇为重要，也是影响软组织肉瘤预后的重要因素[36-37]。2017年，European Cancer Organization（ECCO）发布软组织肉瘤治疗相关的最基本要求，以期为肉瘤患者提供高质量的诊治服务。建议由外科医生、内科医生、放射医生、介入放射医生、病理医生、放疗医生和护士，组成多学科协作诊疗团队[38]。再次强调，肿瘤外科务必保证每年手术量达到一定数目；实际上，巨大手术量是良好预后的独立预测因素[37]。最后，专科医院的肉瘤诊治中心可更为便捷地创建国际评估和报告平台[39]。

本专著意在提供有关RPS诊治的全新策略，强调多学科协作诊疗团队和专业化治疗的重要性。每个章节提供的诊治理念和途径不仅来自目前的科学证据，也基于作者的专业经验，不但可作为RPS患者评估诊治的指南，也可以帮助人们认识到RPS临床特性及其高度复杂性，因此，迫切需要建立区域性的专业诊治中心，以便为广大的RPS患者提供更好的诊疗服务，进而改善患者的预后。

参考文献

[1] GATTA G，VAN DER ZWAN JM，CASALI PG，et al. Rare cancers are not so rare：the rare cancer burden in Europe [J]. Eur J Cancer，2011，47（17）：2493-2511.

[2] STILLER CA，TRAMA A，SERRAINO D，et al. Descriptive epidemiology of sarcomas in Europe：report from the RARECARE project [J]. Eur J Cancer，2013，49（3）：684-695.

[3] FLETCHER C，BRIDGE JA，HOGENDOORN P，et al. WHO Classification of tumours of soft tissue and bone [M]. 4th edn. Lyon：IARC Press，2013.

[4] RESSING M，WARDELMANN E，HOHENBERGER P，et al. Strengthening health data on a rare and heterogeneous disease：sarcoma incidence and histological subtypes in Germany [J]. BMC Public Health，2018，18（1）：235.

[5] BONVALOT S，RIVOIRE M，CASTAING M，et al. Primary retroperitoneal sarcomas：amultivariate analysis of surgical factors associated with local control [J]. J Clin Oncol，2009，27（1）：31-37.

[6] MESSIOU C，MOSKOVIC E，VANEL D，et al. Primary retroperitoneal soft tissue sarcoma：Imaging appearances，pitfalls and diagnostic algorithm [J]. Eur J Surg Oncol，2017，43（7）：1191-1198.

[7] CHOUAIRY CJ，ABDUL-KARIM FW，MACLENNAN GT. Retroperitoneal liposarcoma [J]. J Urol，2007，177（3）：1145.

[8] BONVALOT S，RAUT CP，POLLOCK RE，et al. Technical considerations in surgery for retroperitoneal sarcomas：position paper from E-Surge，a master class in sarcoma surgery，and EORTC-STBSG [J]. Ann Surg Oncol，2012，19（9）：2981-2991.

[9] MUSSI C，COLOMBO P，BERTUZZI A，et al. Retroperitoneal sarcoma：is it time to change the surgical policy? [J] Ann Surg Oncol，2011，18（8）：2136-2142.

[10] CASALI PG，ABECASSIS N，BAUER S，et al. Soft tissue and visceral sarcomas：ESMOEURACAN Clinical Practice Guidelines for diagnosis，treatment and follow-up [J]. Ann

Oncol [Epub ahead of print] , 2018, doi: 10. 1093/annonc/mdy096.

[11] MORGAGNI G B. De sedibus et causis morborum per anatomen indagatis [J] . Typographia Remondiniana, 1761.

[12] STEELE JD. A critical summary of the literature on retroperitoneal sarcoma [J] . Am J Med Sci, 1900, 119: 311.

[13] WILLIAMS HJ. Primary retroperitoneal sarcoma [J] . Am J Med Sci, 1903, 126: 269–276.

[14] JUDD ES, LARSON LM. Retroperitoneal tumors [J] . S Clin North America, 1903, 12: 823.

[15] PACK GT, TABAH EJ. （1954）Primary retroperitoneal tumors: a study of 120 cases. Int Abstr Surg, 99（3）: 209–231.

[16] TSENG WW, SEO HJ, POLLOCK RE, et al. Historical perspectives and future directions in the surgical management of retroperitoneal sarcoma [J] . J Surg Oncol, 2018, 117（1）: 7–11.

[17] ARMSTRONG JR, COHN I JR. Primary malignant retroperitoneal tumors [J] . Am J Surg, 1965, 110（6）: 937–943.

[18] BRAASCH JW, MON AB. Primary retroperitoneal tumors [J] . Surg Clin North Am, 1967, 47（3）: 663–678.

[19] Turnbull AD, Fortner JG, Hajdu SI. The continuing challenge of retroperitoneal sarcomas [J] . Cancer, 1981, 47（9）: 2147–2152.

[20] KINNE DW, CHU FC, HUVOS AG, et al. Treatment of primary and recurrent retroperitoneal liposarcoma. Twenty–five–year experience at Memorial Hospital [J] . Cancer, 1973, 31（1）: 53–64.

[21] MCGRATH PC, NEIFELD JP, LAWRENCE W JR, et al. Improved survival following complete excision of retroperitoneal sarcomas [J] . Ann Surg, 1984, 200（2）: 200–204.

[22] STORM FK, MAHVI DMD. iagnosis and management of retroperitoneal soft–tissue sarcoma [J] . Ann Surg, 1991, 214（1）: 2–10.

[23] JAQUES DP, COIT DG, HAJDU SI, et al. Management of primary and recurrent soft–tissue sarcoma of the retroperitoneum [J] . Ann Surg1990, 212（1）: 51–59.

[24] LEWIS JJ, LEUNG D, WOODRUFF JM, et al. Retroperitoneal soft–tissue sarcoma: analysis of 500 patients treated and followed at a single institution. Ann Surg [J] , 1998, 228（3）: 355–365.

[25] SINGER S, CORSON JM, DEMETRI GD, et al. Prognostic factors predictive of survival for truncal and retroperitoneal soft–tissue sarcoma. Ann Surg, 1995, 221（2）: 185–195.

[26] GRONCHI A, LO VULLO S, FIORE M, et al. Aggressive surgical policies in a retrospectively reviewed single–institution case series of retroperitoneal soft tissue sarcoma patients [J] . J Clin Oncol, 2009, 27（1）: 24–30.

[27] PISTERS PW. Resection of some–but not all–clinically uninvolved adjacent viscera as part of surgery for retroperitoneal soft tissue sarcomas [J] . J Clin Oncol. 2009, 27（1）: 6–8.

[28] RAUT CP, SWALLOW CJ. Are radical compartmental resections for retroperitoneal sarcomas justified? [J] Ann Surg Oncol, 2010, 17（6）: 1481–1484.

[29] GRONCHI A, POLLOCK R. Surgery in retroperitoneal soft tissue sarcoma: a call for a consensus between Europe and North America [J] . Ann Surg Oncol, 2011, 18（8）: 2107–2110.

[30] STRAUSS DC, HAYES AJ, THOMAS JM. Retroperitoneal tumours: review of

management [J] . Ann R Coll Surg Engl, 2011, 93（4）: 275-280.

[31] PASQUALI S, VOHRA R, TSIMOPOULOU I, et al. Outcomes following extended surgery for retroperitoneal sarcomas: results from a UK referral centre [J] . Ann Surg Oncol, 2015, 22（11）: 3550-3556.

[32] STRAUSS DC, HAYES AJ, THWAY K, et al. Surgical management of primary retroperitoneal sarcoma [J] . Br J Surg, 2010, 97（5）: 698-706.

[33] TAN MC, BRENNAN MF, KUK D, et al. Histology-based classification predicts pattern of recurrence and improves risk stratification in primary retroperitoneal sarcoma [J] . Ann Surg, 2016, 263（3）: 593-600.

[34] CALLEGARO D, MICELI R, BONVALOT S, et al. Development and external validation of two nomograms to predict overall survival and occurrence of distant metastases in adults after surgical resection of localised soft-tissue sarcomas of the extremities: a retrospective analysis [J] . Lancet Oncol, 2016, 17（5）: 671-680.

[35] FAIRWEATHER M, GONZALEZ RJ, STRAUSS D, et al. Current principles of surgery for retroperitoneal sarcomas [J] . J Surg Oncol, 2018, 117（1）: 33-41.

[36] VENIGALLA S, NEAD KT, SEBRO R, et al. Association between treatment at high-volume facilities and improved overall survival in soft tissue sarcomas [J] . Int J Radiat Oncol Biol Phys, 2018, 100（4）: 1004-1015.

[37] SANDRUCCI S, TRAMA A, QUAGLIUOLO V, et al. Accreditation for centers of sarcoma surgery [J] . Updates Surg, 2017, 69（1）: 1-7.

[38] ANDRITSCH E, BEISHON M, BIELACK S, et al. ECCO essential requirements for quality cancer care: soft tissue sarcoma in adults and bone sarcoma. A critical review [J] . Crit Rev Oncol Hematol, 2017, 110: 94-105.

[39] HOEKSTRA HJ, HAAS RLM, VERHOEF C, et al. Adherence to guidelines for adult（non-GIST）soft tissue sarcoma in the Netherlands: a plea for dedicated sarcoma centers [J] . Ann Surg Oncol, 2017, 24（11）: 3279-3288.

（译者：周胜男，校对：王天宝）

第二章 腹膜后肉瘤的病理诊断

Marta Sbaraglia，Piergiuseppe Colombo，Angelo Paolo Dei Tos

一、概述

软组织肉瘤是一组具有异质性的罕见恶性肿瘤，年发病率约为5/10万，占所有人类恶性肿瘤的比例不足1.5%[1]。它们具有破坏性生长、复发和远处转移的特征，最常转移至肺。虽然肉瘤多好发于四肢深部的软组织，但也可发生于任何解剖部位。原发于腹膜后的肉瘤占所有病例的15%~20%。原则上，腹膜后可发生任何类型的肉瘤，但少数病变具有较高的部位特异性。腹膜后最常见的组织学类型有高分化/去分化脂肪肉瘤、平滑肌肉瘤、孤立性纤维性肿瘤、恶性外周神经鞘瘤和未分化多形性肉瘤[1]。然而，还须注意的是，肉瘤仅占腹膜后肿瘤的1/3，因此还应该与非间叶来源的肿瘤进行鉴别。

与四肢相比，腹膜后肉瘤多预后不良。事实上，由于发生于这个部位的肿瘤常体积较大，因此少有机会能进行外科完整切除。

二、高分化和去分化脂肪肉瘤

目前，腹膜后肉瘤最常见的组织学类型是高分化脂肪肉瘤（well-differentiated liposarcoma，WDLPS）和去分化脂肪肉瘤（dedifferentiated liposarcoma，DDLPS）[2]。虽然WDLPS与DDLPS均为*MDM2*驱动肿瘤，但WDLPS不会引起全身播散，而DDLPS不仅增加了局部侵袭性（是最常见的疾病相关的致死原因），而且约有20%的病例可发生转移。2013版WHO软组织肿瘤分类中，WDLPS有三种亚型：脂肪细胞性（脂肪瘤样）、硬化性及炎症性[3]。发生于腹膜后的WDLPS常常局部复发，其复发率远远高于发生于浅表部位的WDLPS。现在，对WDLPS/DDLPS的推荐治疗方案为手术切除，需切除包括肿瘤在内的相邻内脏[4]。选择这种方案是为了降低局部复发的风险，或者至少延长第一次局部复发的时间，并希望延长总体生存时间[5]。由于多内脏切除具有较高的死亡率（用这种方式处理腹膜后其他类型的多形性肉瘤会造成不必要的风险），因此对WDLPS/DDLPS的正确诊断是临床制定治疗方案的关键步骤。最近的报道显示，French National Federation of Comprehensive Cancer（FNCLCC）分级系统可能有助于DDLPS预后分层[6]。此外，横纹肌母细胞样分化与预后不良有关[6]。

　　显微镜下，脂肪瘤样WDLPS由成熟、增生的脂肪细胞构成，而脂肪细胞和间质细胞在细胞大小和核异型性上均具有显著差异（图2-1a）[2]。重要的是，脂肪母细胞（单泡或多泡的脂肪细胞具有深染、扇形的细胞核）的数量明显不等（从没有到许多）。非常罕见的情况下，肿瘤中可见局灶化生的骨、散在分布的横纹肌母细胞以及局部平滑肌分化[3]。硬化型WDLPS特异性地发生于腹膜后。显微镜下，它的形态学特征为纤维性背景中散在分布奇异的、核深染的间质细胞（图2-1b）。成熟脂肪的数量不等，并常以纤维性成分为主[3]。炎症型WDLPS也经常发生于腹膜后，显微镜下的特点为肿瘤中有大量慢性炎细胞浸润[7]。由于脂肪成分可以很少，因此肿瘤中散在分布的不典型间质细胞是形态学诊断的重要线索（图2-1c）。

　　去分化脂肪肉瘤通常是指由WDLPS突然转变而成的非脂肪源性肉瘤（常为高级别）（图2-2a）。然而，这种转变有时并不突然，可以是脂肪源性的，并且在罕见情况下也可表现为"低级别"形态。去分化区域呈现出显著的组织形态多样性。除了可有未分化多形性肉瘤样

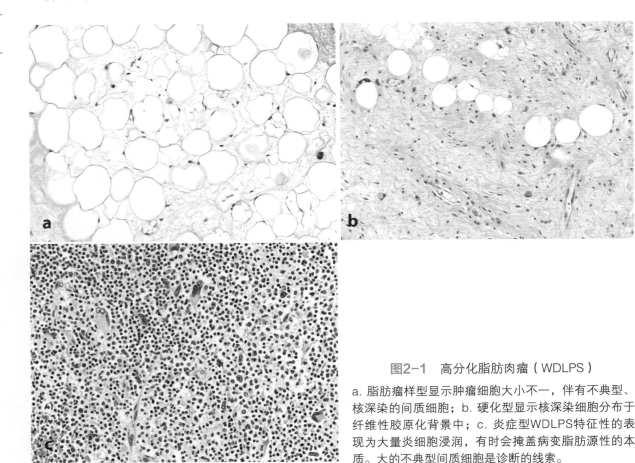

图2-1　高分化脂肪肉瘤（WDLPS）

a. 脂肪瘤样型显示肿瘤细胞大小不一，伴有不典型、核深染的间质细胞；b. 硬化型显示核深染细胞分布于纤维性胶原化背景中；c. 炎症型WDLPS特征性的表现为大量炎细胞浸润，有时会掩盖病变脂肪源性的本质。大的不典型间质细胞是诊断的线索。

的形态外，也可见高级别黏液纤维肉瘤样的特征。有趣的是，DDLPS中可有温和的梭形细胞成束排列，细胞密度介于高分化硬化型脂肪肉瘤与通常的高级别区域间，被称为"低级别去分化"[3]。有5%~10%的病例可见异源性成分，多为平滑肌肉瘤，横纹肌母细胞或骨/软骨分化（图2-2b）[8]。DDLPS的一种特殊形态表现为旋涡状排列的梭形细胞，有些类似于神经或脑膜上皮结构。去分化成分很少表现出与多形性脂肪肉瘤在形态学上重叠的脂肪源性特征（即"同源性"去分化）[9]。肿瘤中很少见到大量炎细胞浸润，其程度可能会掩盖肿瘤脂肪源性的本质。虽然现在已普遍认为（基因证实）它们是DDLPS，但这些病例曾被认为是炎症性恶性纤维组织细胞瘤。

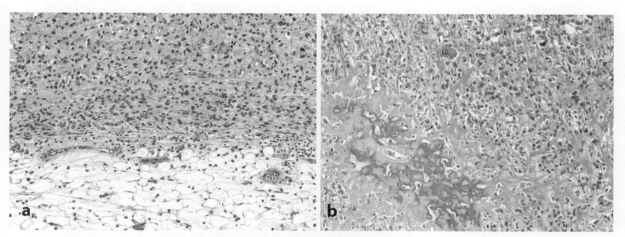

图2-2　去分化脂肪肉瘤（DDLPS）

a. 高分化脂肪肉瘤（WDLPS）突然转变为高级别非脂肪源性肉瘤是最常见的形态学表现；b. 罕见有异源性骨肉瘤分化。

　　由于染色体12q13-15区域的扩增，脂肪性和非脂肪性成分都可见到MDM2和CDK4的过表达。在腹膜后多形性间叶源性肿瘤的穿刺活检标本中，细胞核过表达MDM2将强有力的支持DDLPS的诊断[10]。有时，脂肪瘤样WDLPS的免疫组化染色不满意，FISH分析将有助于诊断[11]。

　　WDLPS的鉴别诊断主要以良性脂肪瘤为主，但后者极少发生于腹膜后。原则上，发生于这一部位的任何脂肪瘤应该都认为是恶性的，除非遗传学证实为其他特殊类型[11]。DDLPS需与发生于腹膜后的其他多形性肉瘤（多为多形性平滑肌肉瘤和多形性脂肪肉瘤）以及非肉瘤性病变如肉瘤样癌相鉴别。缺乏MDM2过表达和（或）MDM2基因扩增，可排除多形性脂肪肉瘤和多形性平滑肌肉瘤[10]。如前所述，DDLPS能表达肌源性标记物，形态上与真性肌源性肿瘤有重叠[8]。与肉瘤样癌（尤其肾源性）的鉴别诊断有时可能会是一个主要挑战，但它总是表达角蛋白和（或）EMA。

　　黏液纤维肉瘤样DDLPS可能会被误诊为黏液性脂肪肉瘤。然而，原发于腹膜后的黏液性脂肪肉瘤偶见，不具有核的多形性且不表达MDM2。MDM2过表达/扩增也可鉴别同源型DDLPS与多形性脂肪肉瘤[10]。

炎症型DDLPS应与淋巴造血系统的恶性肿瘤相鉴别，尤其是间变性大细胞淋巴瘤［常表达CD30伴不同程度的ALK（间变性淋巴瘤激酶）阳性］和Castleman's病。详细的组织学检查将能识别散在的不典型细胞，伴有大而深染的细胞核，且*MDM2*阳性。在我们的经验中，肾血管平滑肌脂肪瘤有时会被误诊为DDLPS。同时表达肌源性及黑色素细胞标记物（HMB45和/或Melan-A），而*MDM2*阴性可以对多数肾血管平滑肌脂肪瘤做出正确诊断。

三、平滑肌肉瘤

平滑肌肉瘤（Leiomyosarcoma，LMS）是一种间叶来源的恶性肿瘤，在形态及免疫表型上具有平滑肌分化的特征[1]。平滑肌肉瘤主要发生于成年人或老年人。发生于腹膜后的平滑肌肉瘤约占所有病例的45%，并且发生于腹膜后是预后不良的主要因素。这一部位的LMS可能来源于大血管壁的平滑肌组织（如下腔静脉）。腹膜后LMS常转移到肺和肝，5年总体生存率约40%。

显微镜下，LMS由梭形细胞束状排列而成，梭形细胞核两端钝圆，具有特征性的嗜酸性纤维性胞浆（图2-3a）。高级别LMS的显著多形性与大量的、不典型的核分裂像和数量不等的坏死（图2-3b）有关[12]。LMS有许多组织学亚型，如黏液型、上皮型、富于巨细胞型和炎症型。肿瘤表达平滑肌标记物可帮助形态学诊断。有70%~80%的LMS表达Desmin，60%表达h-caldesmon，绝大部分表达SMA。遗传学上，LMS特征性地表现为复杂核型，出现一些染色体的扩增、缺失和获得[13]。

最重要的是与平滑肌瘤的鉴别。虽然平滑肌瘤在极少时可有退行性变异的细胞核，但无坏死和高核分裂活性[14]。男性和女性患者采用不同的平滑肌肉瘤诊断标准。女性患者腹膜后平

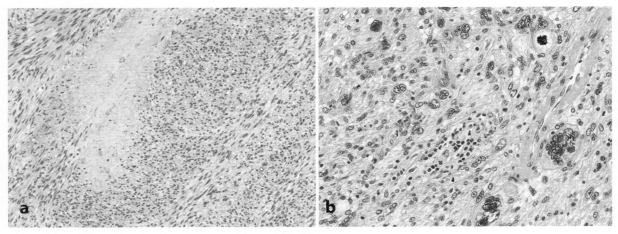

图2-3　平滑肌肉瘤（LMS）

a. 两端钝圆的梭形细胞呈束状排列，并具有特征性的嗜酸性纤维性胞浆，这是LMS的诊断要点；b. 高级别LMS中可见瘤细胞呈明显多形性，伴大量不典型核分裂像。

滑肌肿瘤，当核无或轻度异型，核分裂像≥10/50HPF时，可诊断为平滑肌肉瘤。但当男性患者腹膜后发生相同病变时，不建议采用上述诊断标准[14]。正如前述，鉴别诊断包括DDLPS，细胞核缺乏*MDM2*过表达/扩增将支持平滑肌肉瘤的诊断。

四、孤立性纤维性肿瘤

孤立性纤维性肿瘤（solitary fibrous tumor，SFT）是发生于成人的一种梭形细胞肿瘤，过去常被称为"血管外皮细胞瘤"[1]，现在已废弃这一名称。在最新的WHO分类中清楚地写明，血管外皮细胞瘤这一术语曾被错误地包含了一大类无相关性的、具有血管外皮细胞瘤样血管网的肿瘤（良性与恶性）[1]。胸膜、四肢、腹膜后、纵隔、脑膜和盆腔是主要的发生部位。

显微镜下，SFT特征性地表现为单一形态的梭形细胞增生，细胞稀少区与细胞丰富区混合存在，形成短席纹状的生长方式。由薄壁分枝状血管组成的特征性的血管外皮细胞瘤样血管网是诊断要点（图2-4a）。去分化SFT是最罕见的亚型，以转变为高级别多形性形态为特点[15]。在SFT"脂肪形成"亚型中存在数量不等的丰富的成熟脂肪成分。免疫组化上，SFT显示CD34弥漫阳性（图2-4b）。更具诊断价值的是，肿瘤细胞核表达*STAT6*[16]，这是由*NAB2-STAT6*基因融合引起的表型改变[17]。在腹膜后需与SFT鉴别的肿瘤非常有限，包括那些罕见的伴有SFT样特点的DDLPS。

大约10%的病例具有侵袭性。转移最多见于肺、骨和肝。深部病变显示出更强的侵袭力。恶性行为似乎与肿瘤细胞异型性、细胞丰富、核分裂像>4/10HPF和坏死有关[18]，但没有这些特点并不能排除肿瘤发生侵袭性临床表现的可能。

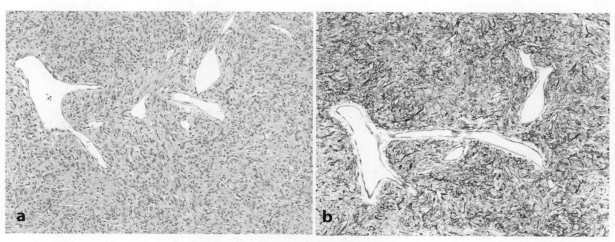

图2-4　孤立性纤维性肿瘤（SFT）

a. 单一形态的梭形细胞增生，组成短席纹状结构，伴有血管外皮细胞瘤样的血管网，这是SFT的诊断要点；b. 大部分肿瘤中CD34呈弥漫阳性。

五、恶性外周神经鞘瘤

恶性外周神经鞘瘤（Malignant peripheral nerve sheath tumor，MPNST）是一种梭形细胞肉瘤，形态上显示神经鞘分化，但不一定起源于外周神经[1]。腹膜后、四肢和躯干是最常见的发病部位，其次为头颈部。恶性外周神经鞘瘤常发生于成年人，儿童非常罕见[19]。30%~50%的病例[20]与神经纤维瘤病1型（NF-1）有关，肿瘤常起源于先前已经存在的（丛状）神经纤维瘤。NF-1患者进展为MPNST的风险为2%~15%。有NF-1相关肿瘤病史的患者，发病高峰年龄比散发者年轻。

5年总体生存率似与临床表现有关，在散发病例中约为50%，在NF-1患者为25%，在放射后相关病例为15%。转移至肺是最常见的死因。从治疗来看，手术完整切除是最主要的方法。显微镜下，MPNST由增殖的梭形细胞组成，细胞核呈尖波浪形。常可见血管周围肿瘤细胞数量增加并呈簇状分布（图2-5a）。肿瘤罕见明显异型。栅栏状排列也相对罕见，这种结构常见于滑膜肉瘤和平滑肌肉瘤。10%~15%的病例可伴异源性分化。这在NF-1患者中较为常见。异源性成分可包括骨、软骨、血管肉瘤及上皮，但最常见的是横纹肌肉瘤（称为恶性蝾螈瘤）（图2-5b），提示预后更差[21]。

如前所述，虽然大部分MPNST都是高级别的，但也有由已存在的良性神经源性病变发展而来的低级别MPNST，多为NF-1综合征中的丛状神经纤维瘤。肿瘤中出现多灶核异型及细胞密度增加，但并不足以诊断恶性，而更适于诊断为不典型神经纤维瘤。但当这些多形性特征伴有任何数量的核分裂像时，则应该诊断为低级别MPNST[22]。免疫表型上，MPNST很少表达S-100蛋白，仅一部分肿瘤细胞可以阳性。不到1/3的病例，胶质纤维酸性蛋白（GFAP）呈阳性[23]。H3K27me3（通过SUZ12或EED1基因突变失活，而使PRC2失活引起）表达缺失是

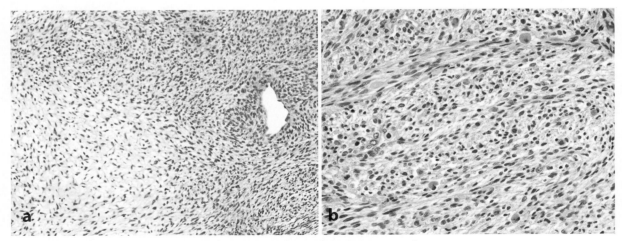

图2-5 恶性外周神经鞘瘤（MPNST）

a. 血管周围肿瘤细胞数量增加并聚集是MPNST的典型形态特征；b. 存在异源性横纹肌母细胞分化则为恶性蝾螈瘤。

MPNST较为特异的表现。在分子水平上，NF-1缺失可同时见于NF-1和非NF-1相关性病例。

最重要的鉴别诊断是腹膜后细胞性神经鞘瘤[24]，它是一种核分裂活跃的良性梭形细胞肿瘤，以Antoni-A区为主要结构。血管壁玻璃样变是细胞性神经鞘瘤的一个重要形态学特征。与MPNST不同的是，细胞性神经鞘瘤边界清楚，瘤细胞弥漫表达S-100，在肿瘤边缘常可见数量不等的EMA阳性的神经束膜细胞[24]。

需鉴别的恶性肿瘤包括LMS和单相型滑膜肉瘤。如前所述，LMS的诊断主要依靠独特的形态学特点，且瘤细胞表达平滑肌标记物。滑膜肉瘤的肿瘤细胞表达上皮标记物（EMA和角蛋白），并且有*SYT-SSX*基因融合。*MDM2*过表达/扩增可鉴别恶性蝾螈瘤与DDLPS伴有肌源性分化[10]。

六、未分化多形性肉瘤

2013年世界卫生组织（WHO）分类中有一种未分化、无法分类的多形性肉瘤（undifferentiated pleomorphic sarcoma，UPS）[1]，定义其为一组通过任何方法都无法明确分化方向的高级别肉瘤。必须强调的是，这需在充分取材和应用辅助技术之后，才可做出的排除性诊断。在过去，大部分病例都归入了恶性纤维组织细胞瘤这一类型[25]。目前，未分化多形性肉瘤仅占成人肉瘤的10%。腹膜后是UPS可能发生的部位，在此部位，UPS常常生长迅速。它们通常起源于腹膜后的肌肉结构（如髂腰肌）。大约5%的患者出现远处转移至肺。显微镜下，这些病变都具有显著的多形性，常可见大量不典型核分裂像和大片坏死（图2-6）。如前所述，免疫组化并不能明确其分化方向。在诊断UPS前，排除之前讨论过的具有多形性特征的特殊类型肉瘤非常重要（DDLPS和LMS）[10, 12]，同时也要除外非间叶来源的相似肿瘤如肉瘤样癌和转移性肉瘤样恶性黑色素瘤。

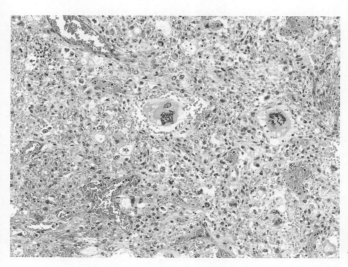

图2-6　未分化多形性肉瘤（UPS）
由高级别多形性细胞组成，具有不典型核分裂像，但缺乏任何分化的肿瘤被定义为UPS。

七、总结

总之，腹膜后肉瘤是一组具有异质性和挑战性的恶性肿瘤。鉴于临床行为的特殊性，准确的诊断是制定正确治疗方案的关键。

参考文献

［1］Fletcher CD. The evolving classification of soft tissue tumours：an update based on the new 2013 WHO classification［J］. Histopathology，2014，64（1）：2-11.

［2］DEI TOS AP. Liposarcomas：diagnostic pitfalls and new insights［J］. Histopathology，2014，64（1）：38-52.

［3］EVANS HL. Atypical lipomatous tumor，its variants，and its combined forms：a study of 61 cases，with a minimum follow-up of 10 years［J］. Am J Surg Pathol，2007，31（1）：1-14.

［4］GRONCHI A，LO VULLO S，FIORE M，et al. Aggressive surgical policies in a retrospectively reviewed single-institution case series of retroperitoneal soft tissue sarcoma patients［J］. J Clin Oncol，2009，27（1）：24-30.

［5］BONVALOT S，RIVOIRE M，CASTAING M，et al. Primary retroperitoneal sarcomas：a multivariate analysis of surgical factors associated with local control［J］. J Clin Oncol，2009，27（1）：31-37.

［6］GRONCHI A，COLLINI P，MICELI R，et al. Myogenic differentiation and histologic grading are major prognostic determinants in retroperitoneal liposarcoma［J］. Am J Surg Pathol，2015，39（3）：383-393.

［7］KRAUS MD，GUILLOU L，FLETCHER CDM. Well-differentiated inflammatory liposarcoma：an uncommon and easily overlooked variant of a common sarcoma［J］. Am J Surg Pathol，1997，21（5）：518-527.

［8］EVANS HL，KHURANA KK，KEMP BL，et al. Heterologous elements in the dedifferentiated component of dedifferentiated liposarcoma［J］. Am J Surg Pathol，1994，18（11）：1150-1157.

［9］MARIÑO-ENRÍQUEZ A，FLETCHER CD，DAL CIN P，et al. Dedifferentiated liposarcoma with "homologous" lipoblastic（pleomorphic liposarcoma-like）differentiation：clinicopathologic and molecular analysis of a series suggesting revised diagnostic criteria［J］. Am J Surg Pathol，2010，34（8）：1122-1131.

［10］BINH MB，SASTRE-GARAU X，GUILLOU L，et al. MDM2 and CDK4 immunostainings are useful adjuncts in diagnosing well-differentiated and dedifferentiated liposarcoma subtypes：a comparative analysis of 559 soft tissue neoplasms with genetic data［J］. Am J Surg Pathol，2005，29（10）：1340-1347.

［11］CLAY MR，MARTINEZ AP，WEISS SW，et al. MDM2 and CDK4 immunohistochemistry：should it be used in problematic differentiated lipomatous tumors? A new perspective［J］. Am J Surg Pathol，2016，40（12）：1647-1652.

［12］ODA Y，MIYAJIMA K，KAWAGUCHI K，et al. Pleomorphic leiomyosarcoma：clinicopathologic and immunohistochemical study with special emphasis on its distinction from ordinary leiomyosarcoma and malignant fibrous histiocytoma [J]. Am J Surg Pathol, 2001, 25（8）: 1030-1038.

[13] DEI TOS AP, MAESTRO R, DOGLIONI C, et al. Tumor suppressor genes and related molecules in leiomyosarcoma [J]. Am J Pathol, 1996, 148（4）: 1037-1045.

[14] FLETCHER CD, KILPATRICK SE, MENTZEL T. The difficulty in predicting behavior of smooth-muscle tumors in deep soft tissue [J]. Am J Surg Pathol, 1995, 19（1）: 116-117.

[15] MOSQUERA JM, FLETCHER CD. Expanding the spectrum of malignant progression in solitary fibrous tumors: a study of 8 cases with a discrete anaplastic component-is this dedifferentiated SFT? [J] Am J Surg Pathol, 2009, 33（9）: 1314-1321.

[16] DOYLE LA, VIVERO M, FLETCHER CD, et al. Nuclear expression of STAT6 distinguishes solitary fibrous tumor from histologic mimics [J]. Mod Pathol, 2014, 27（3）: 390-395.

[17] CHMIELECKI J, CRAGO AM, ROSENBERG M, et al. Whole-exome sequencing identifies a recurrent NAB2-STAT6 fusion in solitary fibrous tumors [J]. Nat Genet, 2013, 45（2）: 131-132.

[18] DEMICCO EG, WAGNER MJ, MAKI RG, et al. Risk assessment in solitary fibrous tumors: validation and refinement of a risk stratification model [J]. Mod Pathol, 2017, 30（10）: 1433-1442.

[19] DUCATMAN BS, SCHEITHAUER BW, PIEPGRAS DG, et al. Malignant peripheral nerve sheath tumors. A clinicopathologic study of 120 cases [J]. Cancer, 1986, 57（10）: 2006-2021.

[20] KING AA, DEBAUN MR, RICCARDI VM, et al. Malignant peripheral nerve sheath tumors in neurofibromatosis 1 [J]. Am J Med Genet, 2000, 93（5）: 388-392.

[21] BROOKS JS, FREEMAN M, ENTERLINE HT. Malignant "triton" tumors. Natural history and immunohistochemistry of nine new cases with literature review [J]. Cancer, 1985, 55（11）: 2543-2549.

[22] MIETTINEN MM, ANTONESCU CR, FLETCHER CDM, et al. Histopathologic evaluation of atypical neurofibromatous tumors and their transformation into malignant peripheral nerve sheath tumor in patients with neurofibromatosis 1-a consensus overview [J]. Hum Pathol, 2017, 67: 1-10.

[23] SCHAEFER IM, FLETCHER CD, HORNICK JL. Loss of H3K27 trimethylation distinguishes malignant peripheral nerve sheath tumors from histologic mimics [J]. Mod Pathol, 2016, 29（1）: 4-13.

[24] WOODRUFF JM, GODWIN TA, ERLANDSON RA, et al. Cellular schwannoma: a variety of schwannoma sometimes mistaken for a malignant tumor [J]. Am J Surg Pathol, 1981, 5（8）: 733-744.

[25] FLETCHER CD. Pleomorphic malignant fibrous histiocytoma: fact or fiction? A critical reappraisal based on 159 tumors diagnosed as pleomorphic sarcoma [J]. Am J Surg Pathol, 1992, 16（3）: 213-228.

015

（译者：黄文婷，校对：王天宝）

第三章 软组织肉瘤（包括腹膜后肉瘤）的复杂特性

Fabio Grizzi，Elena Monica Borroni，Dorina Qehajaj，Sanja Stifter，
Maurizio Chiriva-Internati，Ferdinando C.M. Cananzi

一、腹膜后肉瘤的复杂特性

肿瘤仍然是人类最复杂的疾病之一。尽管人们在分子和细胞生物学方面取得了令人瞩目的进展，但癌细胞通过何种致癌机制获得局部进展和远处转移能力仍然未明[1]。肿瘤也被认为是高度异质化的疾病。此外，对个体肿瘤具有特异性的体细胞突变和表观遗传变化已见诸文献[2]。软组织肉瘤虽不常见，但通常具有侵袭性，不同比例地影响着儿童和年轻人[3]。此类肿瘤的发病率和死亡率很高，在过去20年，其总发病率估计以26%的速度增长[3]。众所周知，腹膜后间隙可以容纳大量良性和恶性肿瘤[4]。腹膜后肉瘤是罕见的，代表了一小部分肉瘤，约占15%[5]，有两种主要的组织学亚型，即脂肪肉瘤（近70%）和平滑肌肉瘤（15%）[4, 6]。现在已经认识到，肉瘤代表了一个异质的肿瘤家族：世界卫生组织已经定义了近50种肿瘤亚型；这些亚型主要根据与它们最相似的组织命名[6]。随着组织学分析提供的信息与临床前模型建立，免疫组织化学研究和高通量技术（包括基因表达微阵列）相结合，软组织肉瘤的表征已经逐渐明晰[6-7]。

二、肉瘤形成的复杂特性

人类肿瘤的致癌机制是生物学中最复杂的现象之一。软组织肉瘤可以描述为在空间和时间上不连续的非线性动态系统，通过不同的质量"状态"而逐渐进展（图3-1a）。动态系统依赖于一组不同的状态或可能的配置模式，在一定时间间隔内从一个状态到另一个状态的多个"转换"。

参数时间取决于以多种方式互连的大量变量，因此很难预测两个连续状态之间的确切时间间隔[8]。在致癌过程中，不断产生"不稳定"状态导致不同实体的各种重组，因为它们所依

赖的参数变化被物理定义为"分支"[8-9]，术语"灾难"描述了一种突然的变化，这种变化是系统对外部条件变化的反应[10]。在医学科学中，术语"分支"主要与细胞中的基因组突变有关，该基因突变使其行为从正常变为恶性[10-11]。Gérard和Goldbeter认为，无论是通过"分支图"进行调查，还是通过细胞周期蛋白依赖性激酶网络的详细计算模型，都表明"静止"和"增殖"之间的平衡受"激活剂"和"抑制剂"的影响；进一步研究发现细胞周期还受生长因子和其他外部变量的影响，包括细胞外基质和细胞接触抑制[9]。

现在，众所周知遗传畸变在许多软组织肿瘤中发挥着关键作用，这有助于识别以前难以分类的肿瘤，特别是多形性软组织肉瘤[12]。这些遗传畸变被归类为遗传性或后天性[13-17]。据

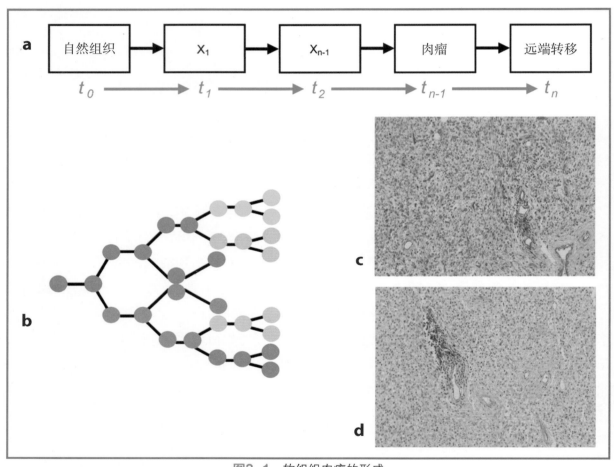

图3-1 软组织肉瘤的形成

a. 腹膜后肉瘤是一在空间和时间上不连续的经不同质量"状态"发展的动态系统。这一动态系统取决于一组不同的状态（x）或可能的配置模式，具有在一定时间间隔内从一个状态到另一个状态的多个"转换"。参数time（t）取决于以多种方式相互联系的大量变量，因此，极难预测两个连续状态之间的确切时间间隔。b. 肉瘤具有高度异质性，在遗传学、蛋白质组学、形态学及肿瘤微环境均可检测到病灶内存在大量的细胞亚型和分布模式。现在已知，这种遗传和表型变异决定了肿瘤的增殖能力、侵袭性大小、转移潜能、对治疗反应或抵抗的特性。异质性从本质上讲是细胞群的统计特性。一系列的细胞行为可以通过长时间观察少量细胞来估计，也可在短时间内观测大量细胞而获得。众所周知，包括软组织肿瘤在内的大多数肿瘤恶变细胞凋亡与HLA I类抗原处理和呈递机制下调有关。这些缺陷具有临床意义，因为它们常常与疾病的临床进展有关。c. 显示了β2-微球蛋白的异质表达。d. 显示在肉瘤样组分中完全没有TAP结合蛋白，后者仅存在于浸润炎性细胞之中（10×）。

报道，特异性易位导致新的融合基因成为肉瘤发生的特征[18]。最近，Drummond等人报道横纹肌肉瘤存在明显的转化程序，其启动是通过激活内皮细胞前体中单个致癌基因而完成的，后者可发动细胞命运重新编辑程序[19-20]。我们目前清楚，将遗传信息与组织病理学特征相结合可以促进诊断，确认形态亚型之间的关系，进而预测特定肉瘤的复杂行为[3, 21-22]。在遗传、蛋白质组学、形态学和肿瘤微环境均可观察到这种异质性[23-25]。人们认识到，遗传和表型变异决定了肿瘤的自身进行性生长、侵袭性、转移潜能及其对治疗的反应或抵抗[10]。基因阵列和蛋白质组学研究结果不仅可用于识别每个亚型的专一特征，还可作为新的潜在治疗策略。此外，"腹膜后间隙"是一个复杂的解剖环境，包括筋膜层、间隙和筋膜间平面[26]。一些研究表明，腹膜后内脏脂肪含量与腹膜后软组织肉瘤局部复发和死亡率成正相关。大多数腹膜后软组织肉瘤在内脏脂肪中起始并复发。Loewenstein等报道内脏脂肪通过将特定的脂肪因子分泌到肿瘤微环境中而直接与腹膜后肉瘤细胞相互作用，从而增加腹膜后软组织肉瘤肿瘤细胞的增殖和侵袭性[27]。应进一步研究脂肪诱导的软组织肉瘤分子失调机制，以确定新的潜在预后因素和治疗靶点。

三、腹膜后肉瘤的多层次因果关系

众所周知，癌变的决定性步骤是一种或多种癌基因发生不可逆转的质变结果。尽管这种修改控制着自然人类细胞向恶性癌细胞的转变，但也可能不会导致明显的细胞学或组织学结构变化[1, 10, 28]。这种现象可以用"出现"的概念来解释，人类将"出现"定义为由不同解剖实体组成的复杂系统，这些实体在许多组织层面相互关联，具有不同程度的复杂性，并且受到在特定水平上运行的特定法则的支配[1, 28]。观察过程模式通常可以概念化为微观过程的宏观表现形式。包括肉瘤在内的癌症由许多过程和控制决定的，这些过程和控制在更广泛的范围内运作，并且可以通过诸如结构或功能控制之类的因素来确定，可以从分子到肿瘤微环境的范围内对上述因素予以干预。几项研究结果表明，在不同的空间和时间尺度之内，肿瘤细胞都有几种共同的"获得能力"，包括：①产生它们自己的促有丝分裂信号；②抵抗外源性生长抑制信号；③逃避细胞凋亡和衰老；④无限增殖；⑤生成脉管系统（即血管生成）；⑥局部浸润和远处转移。

除了这些共同的行为特征之外，每个癌细胞都有自我控制的能力，不受周围细胞的节制。

Ki-67蛋白与细胞增殖密切相关，因此，作为一种有用的组织学分级指标，Ki-67标记指数可敏感预测软组织肉瘤的生物学行为[29]。

众所周知，肿瘤中的血管由表型不同的内皮细胞和不同数量的支持性壁细胞组成，后者包括周细胞和血管平滑肌细胞[30]。1999年，Tomlinson等报道肉瘤和癌之间的血管生成模式不同[31]。他们的研究表明，癌中的毛细血管聚集在肿瘤基质内，微血管密度（microvesel denstity，MVD）可作为预后因素；相反，肉瘤微血管密度分布更具有同质性。最近的一些研究表明，在高级别软组织肿瘤中，新生血管的热点呈弥散性分布，而且仅见于33%的标本[32]。在几项肉瘤临床试验中已经评估了抗血管生成疗法。

一些研究者探讨肉瘤中浸润免疫和炎症细胞的重要性及其与预后的相关性。D'Angelo等报道，软组织肉瘤中发现肿瘤浸润淋巴细胞的概率很高[33]。有趣的是，尤文肉瘤中CD8+淋巴细胞浸润与较高的生存率相关[34]。在一项针对软组织肉瘤的研究中，CD20+淋巴细胞与提高生存率相关[35]。2009年，Tseng等报道在聚集和分散的CD8+ T淋巴细胞中可见CD4+ T细胞和CD20+淋巴细胞，提示在炎症反应中免疫应答是自然发生的，分化良好的脂肪肉瘤具有很高的适应能力，可能由一种或多种肿瘤抗原予以驱动[36]。众所周知，细胞的恶性转化与大多数肿瘤内Ⅰ类人白细胞抗原（human leukocyte antigen，HLA）处理和呈递机制的下调有关[37]，这也包括软组织肉瘤（图3-1c，图3-1d）[38-39]。这些缺陷具有临床指导意义，因为它们经常与疾病的临床过程密切相关。已经确定并总结了几种逃逸机制[40]。众多研究证实在肿瘤细胞中存在Ⅰ类HLA抗原表达和（或）功能缺失，在肿瘤细胞对T细胞识别逃逸过程中，这种缺失难辞其咎[41-42]。CD8+ T淋巴细胞对控制人类病原体感染和恶性细胞生长同样具有重要作用[43-44]。

已经明确CD8+ T淋巴细胞可识别细胞表面结合复合物，后者源自β2-巨球蛋白相关HLA（β2m-相关的HLA）Ⅰ类重链（HC）与抗原衍生肽片段的有效结合。这些复合物的产生及其向细胞膜的转运取决于APM分子之间良好相互制衡。蛋白酶体主要由内源蛋白质产生的肽通过专用肽转运蛋白（TAP，与抗原加工相关的转运蛋白）转运。由两个亚单位（TAP1和TAP2）组成，到内质网（ER）-膜的内腔，在伴侣钙联接蛋白、钙网蛋白、内质网蛋白57（ERp57）和tapasin的帮助下，它们被加载到新合成的β2m-相关的HLA Ⅰ类HC上。随后形成的三分子复合物到达细胞膜，将肽呈递给CD8+ T淋巴细胞[45-57]。已显示Ⅰ类HLA分子和APM分子的缺陷与细胞的恶性转化有关，尽管在各种类型的癌症中具有不同的发生概率[44, 46, 54, 58-77]。此外，它们对肿瘤疾病的临床进展和基于CD8+ T淋巴细胞的免疫疗法的结果具有负面影响。尽管Ⅰ类HLA和APM组分在恶性细胞和免疫细胞之间的相互影响中发挥的关键作用已经明确，但目前有关它们在软组织肉瘤中表达的数据有限[39]。虽然手术切除肿瘤和邻近结构仍然是局限性腹膜后肉瘤患者的标准治疗方法[78]，但免疫疗法作为一种新的治疗策略正在开发研究中[21, 79-81]。癌症睾丸抗原是一种有前途的免疫治疗靶点，因为它们在正常组织中的表达有限[82-83]。一些研究者已证实NY-ESO-1在滑膜肉瘤和黏液样/圆形细胞脂肪肉瘤中频繁表达[84]。PRAME也在黏液样/圆形细胞脂肪肉瘤中高表达。同时还在脂肪肉瘤的组织学亚型中研究了PRAME和NY-ESO-1表达[85]。文献报道，PRAME和NY-ESO-1均在大多数黏液样/圆形细胞脂肪肉瘤中表达，其在黏液样/圆形细胞脂肪肉瘤的表达水平高于其他脂肪肉瘤类型[85]。PRAME或NY-ESO-1的高表达提示肿瘤较大、存在坏死、超过5%的圆形细胞成分、更高的组织学分级、更高的临床分级和更差的预后。根据这些发现，Iura等人得出结论，PRAME和NY-ESO-1不仅可以作为有效的预后标志物，还可以作为黏液样/圆形细胞脂肪肉瘤的免疫治疗靶点[85]。Iura等人还报道，针对MAGEA4或NYESO-1的免疫疗法可以用于不同类型肉瘤的辅助疗法，包括滑膜肉瘤、黏液样脂肪肉瘤、骨肉瘤、血管肉瘤、恶性外周神经鞘瘤和软骨肉瘤[86]。

最近，对亚型特异性癌症生物学研究证实不同分子改变决定肿瘤的起始和发展。这些发现推动了靶向治疗的发展，正在亚型特异性或生物标志物驱动的临床试验中进行评估这些治疗策略[87-88]。虽然一部分肉瘤出现炎症并且对PD-1靶向药物的免疫检查点阻断产生反应，但大多数亚型可能需要新的免疫疗法及其组合。Machado等人最近报道了PD-L1表达与预后无显著相关性[89]。Boxberg等采用免疫组化和荧光原位杂交技术检测了128例一期切除且未接受治疗的高级别肉瘤中PD-L1蛋白表达和CD274/PD-L1基因拷贝数变异情况[90]，研究结果代表了对软组织肉瘤免疫治疗的新见解，特别是未分化的多形性肉瘤，并强化免疫疗法的基本原理，包括靶向这些肿瘤中的PD-1/PD-L1轴。然而，最近的一项荟萃分析表明，高PD-L1表达可能是肉瘤患者的一个负面因素，预示生存结果更差[91]。这些争议可能部分归因于软组织肉瘤的高度异质性。

四、总结

尽管在分子和细胞生物学领域取得了迅速的进展，但毫无疑问，包括肉瘤在内的癌症仍然是非常复杂的疾病：每种肉瘤类型和亚型都是独一无二的，进而决定了这些肿瘤的生物学特性千差万别。

肉瘤生成可以看作一个非线性动态过程，依赖于大量变量，在多个空间和时间尺度上受到调节，其发展不遵循明确的可预测和重复途径的规律。非线性系统的特点主要有三个：①它们不与植入负荷成比例地反应；②它们的进展取决于初始条件，初始条件的微小变化可能产生非常不同的终点；③它们的行为不是确定性的。这些特征经常通过以下事实得到验证：我们通常看到相同肿瘤类型的进展或对治疗反应的差异，癌症形态学并不总是揭示潜在生物学行为。

上面的反思让我们想到了以下几点：

（1）在时间和空间上，腹膜后肉瘤是高度复杂和异质的疾病。

（2）腹膜后肉瘤是一种稳健发展的系统，将为我们提供未来研究策略的框架，未来肿瘤治疗方法的疗效判断就在于控制肿瘤稳健发展的成效大小。

（3）使用数学和生物学数据模拟腹膜后肉瘤的生长和发展，可能是癌症研究的一个新兴领域。已证明数学方法及其衍生物在肿瘤学研究中是可行和实用的，但目前的模型通常过于简化，忽略了大量的知识信息。

将腹膜后肉瘤视为动态的复杂系统进行分析可能会更多地揭示其行为特征。这种思维方式有助于进一步澄清概念、解释新旧实验数据、指示替代实验、对肿瘤相似性和（或）不同生物学行为予以分类。此外，通过对天然细胞向间充质癌细胞转变的发生、发展规律探讨以及腹膜后肉瘤疾病谱的异质性研究，我们提出了两个有趣的问题：①间充质癌细胞和天然细胞共有的特性是什么？②这些特性在多大程度上共享？天然细胞和间充质肿瘤细胞都是亚细胞解剖学实体的网络，其组织方式是执行保证细胞存在所必需的所有复杂功能。

令人鼓舞的是，外科医生、内科医生、生物学家和数学家正在继续努力合作，正在对腹膜后肉瘤的复杂性予以深入探讨，希望不久的将来有一定的突破，造福于腹膜后肿瘤患者。

参考文献

［1］GRIZZI F，DI IEVA A，RUSSO C，et al. Cancer initiation and progression：an unsimplifiable complexity［J］. Theor Biol Med Model，2006，3：37.

［2］WIDSCHWENDTER M，JONES A，EVANS I，et al. Epigenomebased cancer risk prediction：rationale，opportunities and challenges［J］. Nat Rev Clin Oncol，2018，15（5）：292-309.

［3］HALCROW PW，DANCER M，PANTEAH M，et al. Molecular changes associated with tumorinitiation and progression of soft tissue sarcomas：targeting the genome and epigenome［J］. Prog Mol Biol Transl Sci，2016，144：323-380.

［4］STRAUSS DC，HAYES AJ，THOMAS JM. Retroperitoneal tumours：review of management［J］. Ann R Coll Surg Engl，2011，93（4）：275-280.

［5］PORPIGLIA AS，REDDY SS，FARMA JM. Retroperitoneal sarcomas［J］. Surg Clin North Am，2016，96（5）：993-1001.

［6］CLARK MA，FISHER C，JUDSON I，et al. Soft-tissue sarcomas in adults［J］. N Engl J Med，2005，353（7）：701-711.

［7］SOINI Y. Epigenetic and genetic changes in soft tissue sarcomas：a review［J］. APMIS，2016，124（11）：925-934.

［8］SIGSTON EAW，WILLIAMS BRG. An emergence framework of carcinogenesis［J］. Front Oncol，2017，7：198.

［9］GÉRARD C，GOLDBETER A. Dynamics of the mammalian cell cycle in physiological and pathological conditions［J］. Wiley Interdiscip Rev Syst Biol Med，2016，8（2）：140-156.

［10］GRIZZI F，CHIRIVA-INTERNATI M. Cancer：looking for simplicity and finding complexity［J］. Cancer Cell Int，2006，6：4.

［11］SELL S，NICOLINI A，FERRARI P，et al. Cancer：a problem of developmental biology；scientific evidence for reprogramming and differentiation therapy［J］. Curr Drug Targets，2016，17（10）：1103-1110.

［12］SEGAL NH，PAVLIDIS P，ANTONESCU CR，et al. Classification and subtype prediction of adult soft tissue sarcoma by functional genomics［J］. Am J Pathol，2003，163（2）：691-700.

［13］STRONG LC，WILLIAMS WR，TAINSKY MA. The Li-Fraumeni syndrome：from clinical epidemiology to molecular genetics［J］. Am J Epidemiol，1992，135（2）：190-199.

［14］STRATTON MR，MOSS S，WARREN W，et al．Mutation of the p53 gene in human soft tissue sarcomas：association with abnormalities of the RB1 gene［J］．Oncogene，1990，5（9）：1297-1301．

［15］KRUZELOCK RP，HANSEN MF．Molecular genetics and cytogenetics of sarcomas［J］．Hematol Oncol Clin North Am，1995，9（3）：513-540．

［16］SKAPEK SX，CHUI CH．Cytogenetics and the biologic basis of sarcomas［J］．Curr Opin Oncol，2000，12（4）：315-322．

［17］KARPEH MS，BRENNAN MF，CANCE WG，et al．Altered patterns of retinoblastoma gene product expression in adult soft-tissue sarcomas［J］．Br J Cancer，1995，72（4）：986-991．

［18］XIAO X，GARBUTT CC，HORNICEK F，et al．Advances in chromosomal translocations and fusion genes in sarcomas and potential therapeutic applications［J］．Cancer Treat Rev，2018，63：61-70．

［19］JONES KB．What's in a name? Cell fate reprogramming in sarcomagenesis［J］．Cancer Cell，2018，33（1）：5-73．

［20］DRUMMOND CJ，HANNA JA，GARCIA MR，et al．Hedgehog pathway drives fusionnegative rhabdomyosarcoma initiated from non-myogenic endothelial progenitors［J］．Cancer Cell，2018，33（1）：108-124．

［21］ODA Y，YAMAMOTO H，KOHASHI K，et al．Soft tissue sarcomas：from a morphological to a molecular biological approach［J］．Pathol Int，2017，67（9）：435-446．

［22］HAMACHER R，BAUER S．Preclinical models for translational sarcoma research［J］．Curr Opin Oncol，2017，29（4）：275-285．

［23］RAMÓN Y CAJAL S，CASTELLVI J，HÜMMER S，et al．Beyond molecular tumor heterogeneity：protein synthesis takes control［J］．Oncogene，2018，37（19）：2490-2501．

［24］CHOWELL D，NAPIER J，GUPTA R，et al．Modeling the subclonal evolution of cancer cell populations［J］．Cancer Res，2018，78（3）：830-839．

［25］GREAVES M，MALEY CC．Clonal evolution in cancer［J］．Nature，2012，481（7381）：306-313．

［26］OSMAN S，LEHNERT BE，ELOJEIMY S，et al．A comprehensive review of the retroperitoneal anatomy，neoplasms，and pattern of disease spread［J］．Curr Probl Diagn Radiol，2013，42（5）：191-208．

［27］LOEWENSTEIN S，LUBEZKY N，NIZRI E，et al．Adipose-induced retroperitoneal soft tissue sarcoma tumorigenesis：a potential crosstalk between sarcoma and fat cells［J］．MolCancer Res，2016，14（12）：1254-1265．

［28］GRIZZI F，CHIRIVA-INTERNATI M．The complexity of anatomical systems［J］．Theor Biol Med，2005，Model 2：26．

［29］OGINO J，ASANUMA H，HATANAKA Y，et al．Validity and reproducibility of Ki- 67 assessment in gastrointestinal stromal tumors and leiomyosarcomas［J］．Pathol Int，2013，63（2）：102-107．

［30］EHNMAN M，LARSSON O．Microenvironmental targets in sarcoma．Front Oncol［J］．2015，5：248．

［31］TOMLINSON J，BARSKY SH，NELSON S，et al．Different patterns of angiogenesis in sarcomas and carcinomas［J］．Clin Cancer Res，1999，5（11）：3516-3522．

［32］WEST CC，BROWN NJ，MANGHAM DC，et al．Microvessel density does not predict outcome in high grade soft tissue sarcoma [J] . Eur J Surg Oncol, 2005, 31（10）: 1198–1205.

[33] D'ANGELO SP, SHOUSHTARI AN, AGARAM NP, et al. Prevalence of tumor–infiltrating lymphocytes and PD–L1 expression in the soft tissue sarcoma microenvironment [J] . Hum Pathol, 2015, 46（3）: 357–365.

[34] BERGHUIS D, SANTOS SJ, BAELDE HJ, et al. Pro–inflammatory chemokine–chemokine receptor interactions within the Ewing sarcoma microenvironment determine CD8（＋）T–lymphocyte infiltration and affect tumour progression [J] . J Pathol, 2011, 223（3）: 347–357.

[35] SORBYE SW, KILVAER T, VALKOV A, et al. Prognostic impact of lymphocytes in soft tissue sarcomas [J] . PLoS One, 2011, 6（1）: e14611.

[36] TSENG WW, DEMICCO EG, LAZAR AJ, et al. Lymphocyte composition and distribution in inflammatory, well–differentiated retroperitoneal liposarcoma: clues to a potential adaptive immune response and therapeutic implications [J] . Am J Surg Pathol, 2012, 36（6）: 941–944.

[37] BLEES A, JANULIENE D, HOFMANN T, et al. Structure of the human MHC–I peptideloading complex [J] . Nature, 2017, 551（7681）: 525–528.

[38] BERGHUIS D, DE HOOGE AS, SANTOS SJ, et al. Reduced human leukocyte antigen expression in advanced–stage Ewing sarcoma: implications for immune recognition [J] . J Pathol, 2009, 218（2）: 222–231.

[39] GARCIA–LORA A, MARTINEZ M, ALGARRA I, et al. MHC class I–deficient metastatic tumor variants immunoselected by T lymphocytes originate from the coordinated downregulation of APM components [J] . Int J Cancer, 2003, 106（4）: 521–527.

[40] DUNN GP, BRUCE AT, IKEDA H, et al. Cancer immunoediting: from immunosurveillance to tumor escape [J] . Nat Immunol, 2002, 3（11）: 991–998.

[41] LEONE P, SHIN EC, PEROSA F, et al. MHC class I antigen processing and presenting machinery: organization, function, and defects in tumor cells [J] . J Natl Cancer Inst, 2013, 105（16）: 1172–1187.

[42] BUKUR J, JASINSKI S, SELIGER B. The role of classical and non–classical HLA class I antigens in human tumors [J] . Semin Cancer Biol2012, 22（4）: 350–358.

[43] DEL CAMPO AB, CARRETERO J, APTSIAURI N, et al. Targeting HLA class I expression to increase tumor immunogenicity [J] . Tissue Antigens, 2012, 79（3）: 147–154.

[44] SELIGER B, RITZ U, FERRONE S. Molecular mechanisms of HLA class I antigen abnormalities following viral infection and transformation [J] . Int J Cancer, 2006, 118（1）: 129–138.

[45] HEEMELS MT, PLOEGH H. Generation, translocation, and presentation of MHC class I–restricted peptides [J] . Annu Rev Biochem, 1995, 64: 463–491.

[46] ORTMANN B, COPEMAN J, LEHNER PJ, et al. A critical role for tapasin in the assembly and function of multimeric MHC class I–TAP complexes [J] . Science, 1997, 277（5330）: 1306–1309.

[47] LEHNER PJ, SURMAN MJ, CRESSWELL P. （1998）Soluble tapasin restores MHC class I expression and function in the tapasin–negative cell line [J] . Immunity 8（2）: 221–231.

[48] PAMER E, CRESSWELL P. Mechanisms of MHC class I–restricted antigen processing [J] . Annu Rev Immunol, 1998, 16: 323–358.

[49] PEH CA, BURROWS SR, BARNDEN M, et al. HLA–B27–restricted antigen presentation in

the absence of tapasin reveals polymorphism in mechanisms of HLA class I peptide loading [J]. Immunity, 1998, 8 (5): 531-542.

[50] BARNDEN MJ, PURCELL AW, GORMAN JJ, et al. Tapasin-mediated retention and optimization of peptide ligands during the assembly of class I molecules [J]. J Immunol, 2000, 165 (1): 322-330.

[51] GARBI N, TAN P, DIEHL AD, et al. Impaired immune responses and altered peptide repertoire in tapasin-deficient mice [J]. Nat Immunol, 2000, 1 (3): 234-238.

[52] GRANDEA AG, GOLOVINA TN, HAMILTON SE, et al. Impaired assembly yet normal trafficking of MHC class I molecules in tapasin mutant mice [J]. Immunity, 2000, 13 (2): 213-222.

[53] PURCELL AW, GORMAN JJ, GARCIA-PEYDRO M, et al. Quantitative and qualitative influences of tapasin on the class I peptide repertoire [J]. J Immunol, 2001, 166 (2): 1016-1027.

[54] OGINO T, BANDOH N, HAYASHI T, et al. Association of tapasin and HLA class I antigen down-regulation in primary maxillary sinus squamous cell carcinoma lesions with reduced survival of patients [J]. Clin Cancer Res, 2003, 9 (11): 4043-4051.

[55] ANICHINI A, MORTARINI R, NONAKA D, et al. Association of antigen-processing machinery and HLA antigen phenotype of melanoma cells with survival in American Joint Committee on Cancer stage III and IV melanoma patients [J]. Cancer Res, 2006, 66 (12): 6405-6411.

[56] LIU Y, KOMOHARA Y, DOMENICK N, et al. Expression of antigen processing and presenting molecules in brain metastasis of breast cancer [J]. Cancer Immunol Immunother, 2012, 61 (6): 789-801.

[57] SELIGER B. Molecular mechanisms of MHC class I abnormalities and APM components in human tumors [J]. Cancer Immunol Immunother, 2008, 57 (11): 1719-1726.

[58] OGINO T, SHIGYO H, ISHII H, et al. HLA class I antigen down-regulation in primary laryngeal squamous cell carcinoma lesions as a poor prognostic marker [J]. Cancer Res, 2006, 66 (18): 9281-9289.

[59] CAMPOLI M, CHANG CC, FERRONE S. HLA class I antigen loss, tumor immune escape and immune selection [J]. Vaccine, 2002, 20 (Suppl 4): A40-A45.

[60] SELIGER B, CABRERA T, GARRIDO F, et al. HLA class I antigen abnormalities and immune escape by malignant cells [J]. Semin Cancer Biol, 2002, 12 (1): 3-13.

[61] CHANG CC, CAMPOLI M, FERRONE S. HLA class I defects in malignant lesions: what have we learned? [J] Keio J Med, 2003, 52 (4): 220-229.

[62] ATKINS D, FERRONE S, SCHMAHL GE, et al. Down-regulation of HLA class I antigen processing molecules: an immune escape mechanism of renal cell carcinoma? [J] J Urol, 2004, 171 (2 Pt 1): 885-889.

[63] CAMPOLI M, CHANG CC, OLDFORD SA, et al. HLA antigen changes in malignant tumors of mammary epithelial origin: molecular mechanisms and clinical implications [J]. Breast Dis, 2004, 20: 105-125.

[64] FACOETTI A, NANO R, ZELINI P, et al. Human leukocyte antigen and antigen processing machinery component defects in astrocytic tumors [J]. Clin Cancer Res, 2005, 11 (23): 8304-8311.

[65] FERRIS RL, HUNT JL, FERRONE S. Human leukocyte antigen (HLA) class I defects in head and neck cancer: molecular mechanisms and clinical significance [J]. Immunol Res, 2005, 33 (2):

113–133.

［66］KLOOR M，BECKER C，BENNER A，et al. Immunoselective pressure and human leukocyte antigen class I antigen machinery defects in microsatellite unstable colorectal cancers［J］. Cancer Res，2005，65（14）：6418–6424.

［67］MEISSNER M，REICHERT TE，KUNKEL M，et al. Defects in the human leukocyte antigen class I antigen processing machinery in head and neck squamous cell carcinoma：association with clinical outcome［J］. Clin Cancer Res，2005，11（7）：2552–2560.

［68］RAFFAGHELLO L，PRIGIONE I，BOCCA P，et al. Multiple defects of the antigen–processing machinery components in human neuroblastoma：immunotherapeutic implications［J］. Oncogene，2005，24（29）：4634–4644.

［69］VITALE M，PELUSI G，TARONI B，et al. HLA class I antigen down–regulation in primary ovary carcinoma lesions：association with disease stage［J］. Clin Cancer Res，2005，11（1）：67–72.

［70］BANGIA N，FERRONE S. Antigen presentation machinery（APM）modulation and soluble HLA molecules in the tumor microenvironment：do they provide tumor cells with escape mechanisms from recognition by cytotoxic T lymphocytes?［J］Immunol Invest，2006，35（3–4）：485–503.

［71］CHANG CC，OGINO T，MULLINS DW，et al. Defective human leukocyte antigen class I–associated antigen presentation caused by a novel beta2–microglobulin loss–of–function in melanoma cells［J］. J Biol Chem，2006，281（27）：18763–18773.

［72］FERRIS RL，WHITESIDE TL，FERRONE S. Immune escape associated with functional defects in antigen–processing machinery in head and neck cancer［J］. Clin Cancer Res，2006，12（13）：3890–3895.

［73］LÓPEZ–ALBAITERO A，NAYAK JV，OGINO T，et al. Role of antigen–processing machinery in the in vitro resistance of squamous cell carcinoma of the head and neck cells to recognition by CTL［J］. J Immunol，2006，176（6）：3402–3409.

［74］CHANG CC，FERRONE S. Immune selective pressure and HLA class I antigen defects in malignant lesions［J］. Cancer Immunol Immunother，2007，56（2）：227–236.

［75］SELIGER B，STOEHR R，HANDKE D，et al. Association of HLA class I antigen abnormalities with disease progression and early recurrence in prostate cancer［J］. Cancer Immunol Immunother，2010，59（4）：529–540.

［76］CAMPOLI M，FERRONE S. HLA antigen changes in malignant cells：epigenetic mechanisms and biologic significance［J］. Oncogene，2008，27（45）：5869–5885.

［77］DEL CAMPO AB，KYTE JA，CARRETERO J，et al. Immune escape of cancer cells with beta2– microglobulin loss over the course of metastatic melanoma［J］. Int J Cancer，2014，134（1）：102–113

［78］FAIRWEATHER M，GONZALEZ RJ，STRAUSS D. Raut CP Current principles of surgery for retroperitoneal sarcomas［J］. J Surg Oncol，2018，117（1）：33–41.

［79］SEGAL NH，BLACHERE NE，GUEVARA–PATIÑO JA，et al. Identification of cancer–testis genes expressed by melanoma and soft tissue sarcoma using bioinformatics［J］. Cancer Immun，2005，5（1）：2.

［80］ROSZIK J，WANG WL，LIVINGSTON JA，et al. Overexpressed PRAME is a potential immunotherapy target in sarcoma subtypes［J］. Clin Sarcoma Res，2017，7：11.

［81］POLLACK SM，INGHAM M，SPRAKER MB，et al. （2018）Emerging targeted and immune-based therapies in sarcoma［J］. J Clin Oncol 36（2）：125-135.

［82］SALMANINEJAD A，ZAMANI MR，POURVAHEDI M，et al. （2016）Cancer/testis antigens：expression, regulation, tumor invasion, and use in immunotherapy of cancers［J］. Immunol Invest 45（7）：619-640.

［83］CHIRIVA-INTERNATI M，GRIZZI F，BRIGHT RK，et al. Cancer immunotherapy：avoiding the road to perdition［J］. J Transl Med, 2004, 2（1）：26.

［84］IURA K，MAEKAWA A，KOHASHI K，et al. Cancer-testis antigen expression in synovial sarcoma：NY-ESO-1, PRAME, MAGEA4, and MAGEA1［J］. Hum Pathol, 2017, 61：130-139.

［85］IURA K，KOHASHI K，HOTOKEBUCHI Y，et al. Cancer-testis antigens PRAME and NYESO-1 correlate with tumour grade and poor prognosis in myxoid liposarcoma［J］. J Pathol Clin Res, 2015, 1（3）：144-159.

［86］IURA K，KOHASHI K，ISHII T，et al. （2017）MAGEA4 expression in bone and soft tissue tumors：its utility as a target for immunotherapy and diagnostic marker combined with NY-ESO-1［J］. Virchows Arch 471（3）：383-392.

［87］GROISBERG R，HONG DS，BEHRANG A，et al. Characteristics and outcomes of patients with advanced sarcoma enrolled in early phase immunotherapy trials［J］. J Immunother Cancer, 2017, 5（1）：100.

［88］ZHENG B，REN T，HUANG Y，et al. Apatinib inhibits migration and invasion as well as PD-L1 expression in osteosarcoma by targeting STAT3［J］. Biochem Biophys Res Commun, 2018, 495（2）：1695-1701.

［89］MACHADO I，LÓPEZ-GUERRERO JA，SCOTLANDI K，et al. Immunohistochemical analysis and prognostic significance of PD-L1, PD-1, and CD8+ tumor-infiltrating lymphocytes in Ewing's sarcoma family of tumors（ESFT）［J］. Virchows Arch, 2018, 472（5）：815-824.

［90］BOXBERG M，STEIGER K，LENZE U，et al. PD-L1 and PD-1 and characterization of tumorinfiltrating lymphocytes in high grade sarcomas of soft tissue-prognostic implications and rationale for immunotherapy［J］. Oncoimmunology, 2018, 7（3）：e1389366.

［91］ZHU Z，JIN Z，ZHANG M，et al. Prognostic value of programmed death-ligand 1 in sarcoma：a meta-analysis［J］. Oncotarget , 2017, 8（35）：59570-59580.

（译者：刘琪，校对：王天宝）

第四章

腹膜后肉瘤的影像学

LucaBalzarini，NicolòGennaro，CarloMorosi

一、概述

腹膜后软组织肉瘤罕见，占所有软组织肉瘤的12%~15%，平均发病率约27/10万。发病高峰为50岁，约占腹膜后肿瘤的1/3[1-3]。

在成人中，常见病变包括原发性淋巴增生疾病、实性上皮肿瘤和转移瘤（如生殖细胞肿瘤、癌和黑色素瘤），而在年轻患者中，常见肿瘤是胚胎源性肿瘤、神经母细胞瘤和生殖细胞肿瘤。影像诊断医师对腹膜后间隙解剖的了解、腹膜后疾病的认识程度及播散途径的掌握是准确诊断的有力保障[4]。腹膜后间隙是诊断最困难的区域之一，因为其包含多个筋膜层、平面及空间。腹膜后大量疏松结缔组织的解剖结构决定了腹膜后肿瘤生长不受干扰，常可累及腹膜后器官或结构，如胃肠道、泌尿系统、神经血管等[5]。

二、腹膜后肉瘤的影像学诊断方法

1. 影像诊断的作用

影像学检查是腹膜后肉瘤重要的诊断方法，可对肿瘤进行定位、诊断、鉴别诊断、分期、引导穿刺活检、疗效监测、再分期及随访。临床科室与影像科间的协作沟通，即由临床、病理学和影像学共同开展的多学科会诊是术前重要步骤，亦是延长生存期的重要因素[6]。由于腹膜后肉瘤发病率低，影像评估及手术面临更大的挑战，因此多学科会诊在腹膜后肉瘤的评估和预后改善方面均具有十分重要的意义[7]。

2. X线检查

常规的影像学检查在腹膜后肉瘤的分期和随访中作用有限，仅可观察肿瘤内的钙化和邻近骨组织的受累情况。

3. 超声检查

超声检查是公认的经济且无副作用的检查手段。高分辨率的现代探头可很好地对腹膜后肿瘤进行评估，亦可引导活检。此外，相比于计算机断层扫描（CT）和磁共振成像（MRI）检查，超声检查还不受金属植入物的影响。但超声检查也存在一定的局限性：检查的重复性较差，易受患者体型、检查者的经验与技术影响。因此，超声检查很少应用于腹膜后肉瘤分期和随访。

4. CT和MRI

CT和MRI是目前评估腹膜后肉瘤的首选方法。它们在以下方面发挥着重要作用：①腹膜后肿物定位、大小及扩散等情况；②鉴别诊断（实性/囊性、肿瘤/非肿瘤）；③引导经皮穿刺活检；④评价肿瘤局部软组织浸润情况及其与邻近神经、血管等结构的关系，以制订手术方案；⑤监测术后并发症；⑥评估新辅助治疗疗效；⑦随访和再分期。

腹膜后肉瘤影像诊断的首要挑战是肿瘤定位。因为腹膜后肉瘤仅占腹膜后肿块的30%，所以需排除更常见的病变。肾脏、肾上腺、胰腺、升结肠、降结肠和十二指肠水平段或血管等腹膜后器官（结构）向前移位，提示肿瘤起源于腹膜后间隙。因此确定正常解剖结构的移位，对于腹膜后肿瘤定位是有帮助的。

基于解剖关系、CT密度和MRI信号变化，可对病变进行鉴别诊断。然而影像学还是不能明确区分50多种病理亚型的腹膜后肉瘤[8]，即使是在影像学上表现出一些典型特征的最常见的腹膜后肉瘤，如约占腹膜后肉瘤70%的脂肪肉瘤和15%的平滑肌肉瘤。虽然对于含脂肪成分的腹膜后肉瘤（如高、中分化脂肪肉瘤），影像科医生可做出明确诊断，但通常也需活检病理的支持。

通过CT和MRI轴位成像，可很好地评估腹膜后肉瘤。CT因其良好的空间分辨率和对钙化灶高敏感性而广泛应用。增强CT是对血管或内脏病变评估的更合适选择，包括继发性病变，通常在肝和肺。然相比于CT，对于肿瘤局部侵犯程度及骨质受累情况的评价及随访，具有高软组织分辨率的MRI能提供更关键的信息。尤其是在骨盆受累、随访以及CT不能给外科医生充分提供局部肿瘤侵犯程度的关键信息时，MRI的表现出色。此外，如涉及骨骼、肌肉或孔隙等受累，应选择MRI诊断方法。

MRI通过对肿瘤内的脂肪成分、坏死和周围水肿情况的评估，提供肿瘤组织结构信息。它可以用于描绘组织平面，评估病灶的起源及侵犯蔓延，可更准确地诊断和分期。

MRI在术后随访及局部复发的鉴别诊断中同样具有重要作用。Vanel等人描述了在T2加权MRI上存在低信号强度时，排除复发的敏感性为96%[9]。然而，术后会出现不同的非肿瘤组织，包括脂肪萎缩、渗出或炎性改变。这些组织在常规MRI序列上呈高信号，酷似肿瘤复发表现。动态增强MRI可帮助区分肿瘤复发和炎性病变，肿瘤复发表现为早期强化，而炎性病变表现为晚期延迟强化（图4-4）。扩散加权成像（diffusion-weightedimaging，DWI）对区分肿瘤和复发也很有用，因为密集的肿瘤细胞阻碍细胞外水分子自由扩散，而呈高信号。最后，对于碘造影剂过敏的患者，MRI仍然是替代CT的唯一解决方法。

由于完全切除肿物（R0）是腹膜后肉瘤的主要治疗方法，因此需要详细准确的影像诊断以制定根治方案。影像学报告必须包括肿物的精确定位、与神经血管和脏器的解剖关系、肿瘤的范围以及无论何时出现的多个肿瘤病变（12%）[2]。

无法进行手术切除的常见原因是腹膜种植转移、远处转移或累及血管结构或多发灶。因此影像学必须准确评估下腔静脉或大血管的侵犯程度。有时，肿物偶见假包膜，存在可手术切除的假象，然而肿物与周围器官往往存在致密软组织病灶，致使手术无法切除。

在大血管受累的情况下，CT和MRI可量化血管的受侵情况，如肿物包绕血管程度（肿瘤受累>180°或消退<180°，口径未改变），管腔内瘤栓的情况。事实上，静脉受压增加静脉血栓形成的风险，所以需进行肺血管检查以排除肺栓塞[10]。

5. 混合成像

氟-18脱氧葡萄糖正电子发射断层（Fuorine-18 dexyglucose positron emission tomography，FDG PET/CT）在腹膜后肉瘤的诊断中没有明确作用。虽然PET-CT对原发病灶和肿瘤复发具有高度敏感性，但对低级别肿瘤与良性病变的鉴别能力较差[11]。FDG PET在肿瘤的扩散、转移及疗效的评价方面，可能具有明显的优势。同时由于18F-FDG的显像原理，PET-CT有助于指导肿瘤准确的活检部位。

PET-MRI是下一个挑战，目前在临床投入使用得比较少，它是一种省时且对患者无害的多模态成像检查。然而，这种多模态成像检查仍需大量的前瞻性研究以评估其作用。

三、不同腹膜后肉瘤的影像学表现

1. 脂肪肉瘤

在55岁以上的中老年患者中，最多见的腹膜后肉瘤为脂肪肉瘤。因其内含有脂肪成分，而容易诊断。CT上表现为局部脂肪密度，MRI上T1WI及T2WI呈高信号，压脂序列信号降低。脂肪肉瘤表现为类圆形巨大肿块，分化好的脂肪肉瘤其内含有成熟且均匀脂肪成分。然而约50%分化差的脂肪肉瘤无明显脂肪成分，在CT和MRI表现上无特异性表现[12]。

病理组织学检查是确定脂肪肉瘤分型的金标准，其主要依据是标本中最具侵袭性的细胞成分。高分化脂肪肉瘤具有局部侵袭性，包括脂肪瘤样、硬化型、圆细胞、炎症型和纺锤细胞样；恶性脂肪肉瘤分为黏液样型、多形型、去分化型或未确定型（图4-1）。不同的组织学亚型可能共存于同一病灶（图4-1a）。即使腹膜后肿物含肉眼可见的脂肪成分，也不能诊断高分化脂肪肉瘤（如硬化型），因后者影像表现与皮下脂肪或单纯性脂肪瘤相似。无肉眼可见脂肪成分的脂肪肉瘤，表现为边界光整，其内见小叶、分隔（<3mm）及低强化结节实性成分（图4-1）。手术中需注意肿瘤可向腹腔外扩展蔓延，如通过膈肌裂孔、腹股沟管、坐骨切迹或闭孔等。部分腹膜后良性脂肪肿块与高分化脂肪肉瘤表现相似，如性腺外皮样囊肿、褐色脂肪瘤、髓外造血和脂肪瘤，虽罕见，但仍需与高分化脂肪肉瘤鉴别。

去分化脂肪肉瘤是一种高度恶性的肿瘤，其典型特征为脂肪成分包绕非脂肪成分，然而，约20%的肿瘤无脂肪成分。如肿物见钙化，提示去分化，预后不良。通常硬化或炎症型高分化型脂肪肉瘤也能发生钙化（图4-1c）[13-14]。病灶内特征性非脂肪结节及不规则分割（>2mm

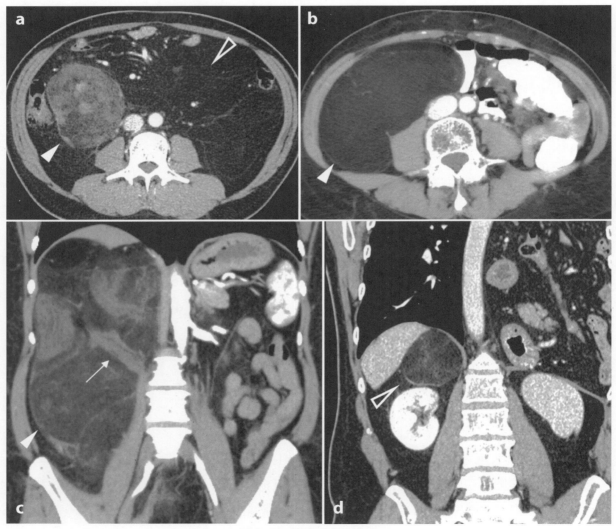

图4-1　腹膜后脂肪病变

a. 高分化脂肪肉瘤（空心三角形）和去分化脂肪肉瘤（实心三角形）可同时出现于同一患者；b. 位于肾周间隙脂肪样脂肪肉瘤（实心三角形）；c. 位于腹膜后间隙高分化脂肪肉瘤（硬化型）（实心三角形），内见纤维分隔（箭头）；d. 位于腹膜后间隙右肾上腺区髓脂肪瘤（空心三角形）。

宽），增强扫描明显强化。高分化脂肪肉瘤与去分化脂肪肉瘤鉴别诊断不能仅依据影像学表现，即使增强扫描也难以提供足够的证据。黏液样型和多形型脂肪肉瘤在腹膜后少见。

2. 平滑肌肉瘤

平滑肌肉瘤约占腹膜后肉瘤15%，常见于年轻患者，也是成年人中第二常见的腹膜后肉瘤。平滑肌肉瘤起源于腹膜后静脉壁平滑肌或Wolffian残余组织（图4-2）。平滑肌肉瘤常见于50~60岁女性，多发生于肝静脉以下的下腔静脉、肾静脉，可表现为向壁外生长（62%）、跨壁生长（33%）、向血管腔内生长。腹膜后肿物如表现为肌肉密度、分叶状、巨大、明显强化、坏死、与血管关系密切，与肌肉外观相同，则需高度怀疑是平滑肌肉瘤。

肿瘤内血管管腔的存在有助于平滑肌肉瘤与其他腹膜后肿物鉴别[15]。平滑肌肉瘤易转移，初诊病例约40%已发生转移[16-17]。CT表现为边缘尚清的大肿块，与肌肉密度相似，在MRI上，T1WI

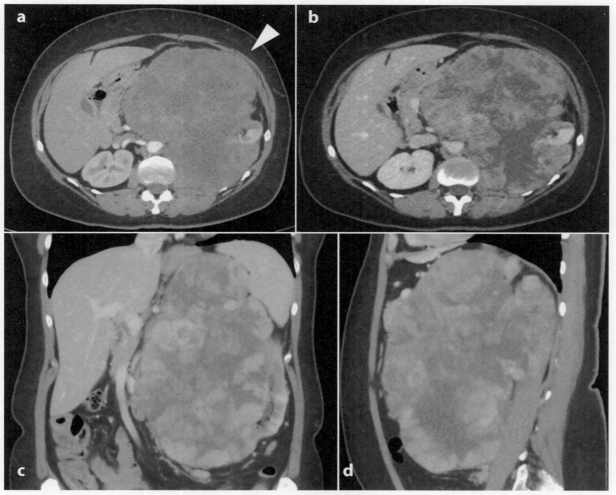

图4-2　平滑肌肉瘤

增强CT显示起源于左肾门高级别平滑肉瘤（实心三角形），肿物累及左肾、肾上腺、胰腺及脾脏，伴邻近血管及脏器推压移位。a.动脉期（轴位）；b.静脉期（轴位）；c.静脉期（冠状位）；d.静脉期（矢状位）。

呈低或等信号，T2WI呈中高信号，内部可见坏死或囊变。增强扫描明显强化，其内可见血管影。

3. 孤立性纤维瘤

孤立性纤维瘤是第三种常见的腹膜后肉瘤，可发生于身体任何部位，最常见于胸部。因分子遗传学的突破，WHO最新软组织肿瘤分类中，将血管周细胞瘤归类为孤立性纤维肿瘤。这类肿瘤表现为边界清楚，富于血供，在CT和MRI上面有特征性表现（图4-3）。增强扫描呈延

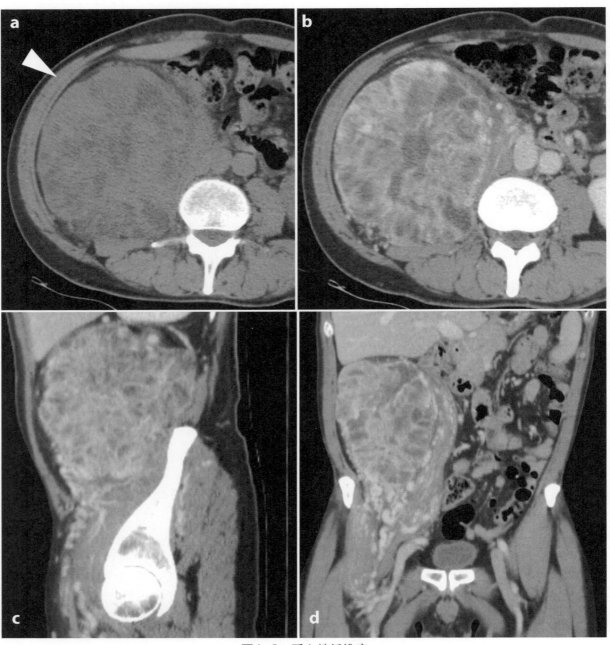

图4-3　孤立性纤维瘤

位于右肾后旁间隙具有假包膜孤立性纤维瘤（实心三角形），未累及脏器。增强扫描各期肿物内均见扩张迂曲肿瘤血管影。a. 平扫（轴位）；b. 静脉期（轴位）；c. 静脉期（矢状位）；d. 静脉期（冠状位）。

迟明显强化，罕见钙化、坏死，常见出血、囊变。

4. 恶性外周神经鞘瘤

恶性外周神经鞘瘤来源于施旺细胞，以局部浸润和远处转移为特征。它们既可以是原发性，也可以是源自神经纤维瘤恶性病变。如Ⅰ型神经纤维瘤病（50%）[18]，多发生于坐骨神经、臂丛神经或骶神经丛，偶发生于腹膜后或四肢。CT平扫呈低密度，增强扫描表现为早期周围强化。MRI上信号无特异性，信号欠均匀，无包膜、易囊变。T1WI呈不均匀等或稍低信号，T2WI呈明显高信号。良、恶性外周神经鞘瘤的鉴别诊断颇具挑战性，因为两者间无特征性影像学表现。当恶性外周神经鞘瘤出现横纹肌分化，即为恶性蝾螈瘤。与去分化肉瘤一样，约10%恶性外周神经鞘瘤继发于放射治疗[19]。

5. 未分化肉瘤

未分化肉瘤可发生在腹膜后肌肉（如髂腰肌），可能继发于局部放射治疗[16]。未分化肉瘤诊断困难，无特征性影像学表现[20]。CT平扫呈等密度或低密度，肿块边界清楚，常见钙化灶（20%），偶见坏死、出血和黏液变，增强扫描呈外周结节状强化。部分病灶侵犯邻近器官。MRI上表现无特征性，所有序列均提示信号欠均匀，T1WI呈等信号，T2WI呈稍高信号。在T1和T2加权像可见钙化、出血、坏死，周围见低信号假性纤维包膜。增强扫描表现为特征性外周结节状强化。

6. 硬纤维瘤

硬纤维瘤又称深部纤维瘤病（单发或多发），是一种局部侵袭性病变，由非炎症的纤维细胞增生组成。典型的肿瘤表现为异质性的浸润性肿块，CT呈稍低密度，MRI上信号多变，随着细胞密集度增加，胶原沉积，T2WI信号降低。然而，将此肿瘤与其他腹膜后肉瘤鉴别比较困难，尤其是未分化肉瘤。

7. 血管周上皮样细胞瘤

血管周上皮样细胞瘤是一种恶性程度不同的间充质肿瘤。它们通常与腹膜后其他肿物，如肾错构瘤、淋巴管平滑肌瘤病或黑色素瘤难以辨别。

8. 滑膜肉瘤

滑膜肉瘤是腹膜后少见的恶性肿瘤。影像学表现无特异性，CT表现为低密度肿块，MRI表现为混杂信号肿块，中央坏死，周围强化。

9. 髓脂肪瘤

髓脂肪瘤是一种由成熟脂肪细胞和造血成分组成的良性肿瘤，很少发生在肾上腺以外（15%），常发生于腹膜后和骶前间隙。典型影像学表现如脂肪肉瘤样，其内含有脂肪成分，在早期和晚期有轻中度强化（图4-1d）。

四、腹膜后肉瘤的穿刺活检：时间和方法

因影像学检查无法明显确诊，病理评估仍然是诊断的主要依据。早期明确诊断能准确区别腹膜后肉瘤与其他腹膜后恶性肿瘤（淋巴瘤、转移瘤和原发性癌）和良性病变。需经多学科会诊后，制定在影像引导下活检的计划。部分病灶无需穿刺活检，如具有典型特征性影像学表现肿瘤（如高分化型脂肪肉瘤）、可完整切除且无需新辅助治疗的肿瘤。

病理检查可获得三种标本：细胞学标本（细针穿刺细胞学标本）、组织学标本（芯针穿刺活检标本）和大体病理标本（手术活检标本）。不推荐细针穿刺细胞学检查，因为它能提供的诊断信息较少。开腹或腹腔镜活检费用昂贵，有可能使腹膜腔暴露在污染环境之中，而且在手术切除前不必要地改变解剖结构。相反，芯针穿刺活检是一种安全可行的方法，不会对患者的肿瘤预后产生不利影响[21]。

即使肿瘤巨大且可触及，也需影像学引导，以防损害邻近结构器官，可避免肿瘤坏死或囊变区。CT引导下经皮同轴活检针芯针活检（14~16g），能提供合适的样本量。与细针穿刺细胞学检查相比，芯针穿刺活检能提供足够组织量，不仅可进行形态学分析，还可进行免疫组织化学、遗传和分子分析。

穿刺的最佳途径是选择腹膜后入路，因为这是播散风险最小的入路（0.37%）[21]，且还能保护好腹膜壁层。穿刺活检需三个以上样本，提供足够的标本，进行组织学、分子及分级病理检查。特殊情况下不能行经皮穿刺活检时，可在超声内镜引导下获得组织标本。

五、鉴别诊断

除了典型的脂肪肉瘤病例外，影像学无法判断其他腹膜后肉瘤的细胞类型。组织病理学分析仍然是金标准，最近因免疫化学的进展，更新了肉瘤的总体分类[22]。基于细胞表面标记物的免疫组织化学分析，能更精确地区分肿瘤亚型。

影像科医生的主要任务是区分良、恶疾病。良性疾病占原发性腹膜后肿瘤的10%~20%。一般情况下，根据临床病史及影像学表现，可以区分良性、反应性、炎性、感染性与恶性病变。

腹膜后肿瘤分为中胚层肿瘤、神经源性肿瘤和外胚层肿瘤。需与起源腹膜后脏器的肿瘤

（如胰腺、十二指肠、肾上腺及肾）、淋巴瘤、转移瘤等肿瘤相鉴别。肿瘤内如含脂肪，提示为低级别肿瘤，而去分化肿瘤更具侵略性、异形性且血供丰富。

相反，如MRI表现为混杂信号且出血，提示预后较差。Lahat等人最近一项研究表明CT可根据脂肪比例、边界、局灶性结节/水密度、磨玻璃征和血供等特征，对脂肪肉瘤进行组织学分类，因此典型的高分化脂肪肉瘤的患者不需进行活检[14]。影像学可根据实验室检查和临床病史进行鉴别诊断。如有双侧输尿管受累，则需排除腹膜后纤维化。

腹膜后纤维化是一种罕见的纤维化过程，通常起源于腰骶水平，向上延伸分布于腹膜后血管周围，包绕血管，可向肾门延伸。通常双侧中段输尿管被包绕，管腔狭窄，上方输尿管及双肾梗阻性积水。CT平扫呈均匀低密度，而T1WI及T2WI表现取决于病灶所处阶段，慢性纤维瘢痕阶段T2WI呈低信号，活动炎性阶段T2WI呈高信号。腹膜后纤维化恶性病变罕见，其表现为异形性、边界欠清、具有侵袭性、累及邻近椎体及增强扫描中度强化。

腹膜后肉瘤少见淋巴结转移，除外罕见的透明细胞肉瘤、上皮样肉瘤和横纹肌肉瘤。

六、随访

术后复发是腹膜后肉瘤的主要死因。术后需胸、腹、盆增强CT随访，以监测有无复发（图4-4）。术后首次增强CT随访尤为重要，除外残余病灶，也作为基线资料，与以后随访的

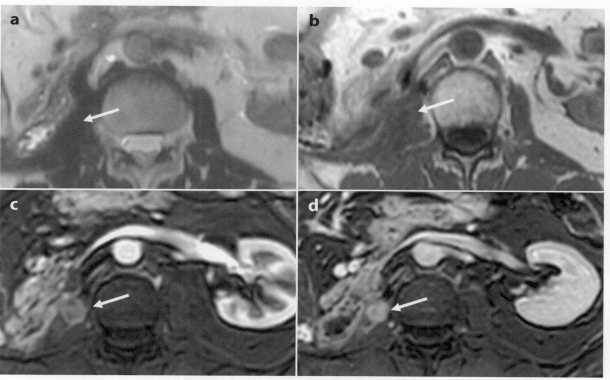

图4-4　右肾旁间隙术后早期复发脂肪肉瘤

复发灶在T1WI增强序列上能清楚显示（动脉期明显早期强化），在平扫序列显示欠佳。a. T1WI序列；b. T2WI序列；c. T1WI增强（动脉期）；d. T1WI增强（静脉期）。

影像图像进行比较。

因此，需严格进行随访，及时发现局部复发。局部复发与远处转移呈正相关（如腹膜、肺、腹腔脏器）。

ESMO-欧洲肉瘤协作组2014年版指南推荐[23]：中、高级别肉瘤在前2~3年，每3~4个月进行胸腔、腹腔、盆腔增强CT随访；第4~5年，每半年一次随访；之后每年一次随访。对于低级别肉瘤，在前3~5年，每4~6个月进行一次随访；之后每年进行一次胸部X线或CT随访。

即使10年内的年度随访未发现局部复发或转移，复发的风险也依然存在，因此，应该为每个患者安排个性化的随访。因CT随访方案会产生大量的电离辐射，年轻患者可尝试腹腔、盆腔MRI随访。

因瘢痕和纤维化，对术区的评估存在挑战。CT和MRI是腹膜后肉瘤随访、再分期的金标准。MRI对软组织分辨率高，因此，对软组织肿瘤评价具有明显优势，T2WI和STIR序列的高信号强度是恶性肿瘤的典型特征[24]。然而，脂肪萎缩、渗出及放射炎症，可出现T2WI高信号。

对肉瘤复发的评价，超声是尚未充分利用的影像学方法，表现为圆形、椭圆形或分叶状的低回声肿物。在软组织肉瘤局部复发的随访监测中，超声与MRI具有相仿的效能[25]。

肿瘤的复发表现为早期强化（图4-4）[26]。因此，MRI的动态增强可以鉴别肿瘤复发和炎性病变（图4-4）[27]。快进快出的强化方式提示是恶性肿瘤。

最新研究发现，PET在监测复发和转移方面比CT和MRI更敏感[28-29]。

七、总结

在肿瘤的定位、诊断、分期、引导穿刺和手术评估等方面，影像科医生起着至关重要的作用。CT在腹膜后肉瘤的分期和再分期方面具有优势，而MRI在肿瘤相关解剖、监测和定性方面则更胜一筹。因腹膜后的病变分类广泛，穿刺活检仍是诊断的金标准，这需要在专门的软组织肉瘤中心进行。正确的组织病理学诊断对于治疗方案的制定至关重要。

参考文献

[1] GRONCHI A，STRAUSS DC，MICELI R，et al. Variability in patterns of recurrence after resection of primary retroperitoneal sarcoma（RPS）：a report on 1007 patients from the Multi-institutional Collaborative RPS Working Group [J]. Ann Surg, 2016, 263（5）: 1002-1009.

[2] MULLINAX JE，ZAGER JS，GONZALEZ RJ. Current diagnosis and management of retroperitoneal sarcoma [J]. Cancer Control, 2011, 18（3）: 177-187.

[3] BONVALOT S，RIVOIRE M，CASTAING M，et al. Primary retroperitoneal sarcomas: a multivariate analysis of surgical factors associated with local control [J]. J Clin Oncol, 2009, 27（1）:

31-37.

[4] OSMAN S, LEHNERT BE, ELOJEIMY S, et al. A comprehensive review of the retroperitoneal anatomy, neoplasms, and pattern of disease spread [J]. Curr Probl Diagn Radiol, 2013, 42（5）: 191-208.

[5] VAN ROGGEN JF, HOGENDOORN PC. Soft tissue tumours of the retroperitoneum [J]. Sarcoma, 2000, 4（1-2）: 17-26.

[6] MESSIOU C, MOSKOVIC E, VANEL D, et al. Primary retroperitoneal soft tissue sarcoma: imaging appearances, pitfalls and diagnostic algorithm [J]. Eur J Surg Oncol, 2017, 43（7）: 1191-1198

[7] GUTIERREZ JC, PEREZ EA, MOFFAT FL, et al. Should soft tissue sarcomas be treated at high-volume centers? An analysis of 4205 patients [J]. Ann Surg, 2007, 245（6）: 952-958.

[8] MOROSI C, STACCHIOTTI S, MARCHIANÒ A, et al. Correlation between radiological assessment and histopathological diagnosis in retroperitoneal tumors: analysis of 291 consecutive patients at a tertiary reference sarcoma center [J]. Eur J Surg Oncol, 2014, 40（12）: 1662-1670.

[9] VANEL D, LACOMBE MJ, COUANET D, et al. Musculoskeletal tumors: follow-up with MR imaging after treatment with surgery and radiation therapy [J]. Radiology, 1987, 164（1）: 243-245.

[10] MIAH AB, HANNAY J, BENSON C, et al. Optimal management of primary retroperitoneal sarcoma: an update [J]. Expert Rev Anticancer Ther, 2014, 14（5）: 565-579.

[11] IOANNIDIS JPA, LAU J. 18F-FDG PET for the diagnosis and grading of soft-tissue sarcoma: a meta-analysis [J]. J Nucl Med, 2003, 44（5）: 717-724.

[12] HONG SH, KIM KA, WOO OH, et al. Dedifferentiated liposarcoma of retroperitoneum: spectrum of imaging findings in 15 patients [J]. Clin Imaging, 2010, 34（3）: 203-210.

[13] CRAIG WD, FANBURG-SMITH JC, HENRY LR, et al. Fat-containing lesions of the retroperitoneum: radiologic-pathologic correlation [J]. Radiographics, 2009, 29（1）: 261-290.

[14] LAHAT G, MADEWELL JE, ANAYA DA, et al. Computed tomography scan-driven selection of treatment for retroperitoneal liposarcoma histologic subtypes [J]. Cancer, 2009, 115（5）: 1081-1090.

[15] GANESHALINGAM S, RAJESWARAN G, JONES RL, et al. Leiomyosarcomas of the inferior vena cava: diagnostic features on cross-sectional imaging [J]. Clin Radiol, 2011, 66（1）: 50-56.

[16] RAJIAH P, SINHA R, CUEVAS C, et al. Imaging of uncommon retroperitoneal masses [J]. Radiographics, 2011, 31（4）: 949-976.

[17] O'SULLIVAN PJ, HARRIS AC, MUNK PL. Radiological imaging features of non-uterine leiomyosarcoma [J]. Br J Radiol, 2008, 81（961）: 73-81.

[18] MEIS-KINDBLOM JM. Color atlas of soft tissue tumors [M]. 1st edn. St Louis: Mosby-Wolfe, 1995.

[19] DUCATMAN BS, SCHEITHAUER BW, PIEPGRAS DG, et al. Malignant peripheral nerve sheath tumors. A clinicopathologic study of 120 cases [J]. Cancer, 1986, 57（10）: 2006-2021.

[20] LU J-H, YANG T, YANG G-S, et al. Retroperitoneal malignant fibrous histiocytoma mimicking hepatocellular carcinoma [J]. Eur J Radiol Extra, 2008, 65（3）: 91-96.

[21] VAN HOUDT WJ, SCHRIJVER AM, COHEN-HALLALEH RB, et al. Needle tract seeding

following core biopsies in retroperitoneal sarcoma [J]. Eur J Surg Oncol, 2017, 43（9）：1740-1745.

[22] BAHETI AD, O'MALLEY RB, KIM S, et al. Soft-tissue sarcomas: an update for radiologists based on the revised 2013 World Health Organization classification [J]. AJR Am J Roentgenol, 2016, 206（5）：924-932.

[23] CASALI PG, ABECASSIS N, BAUER S, et al. Soft tissue and visceral sarcomas: ESMOEURACAN Clinical Practice Guidelines for diagnosis, treatment and follow-up [J]. Ann Oncol [Epub ahead of print], 2018, 10（1）：29. doi：10. 1093/annonc/mdy096.

[24] JAMES SL, DAVIES AM. Post-operative imaging of soft tissue sarcomas [J]. Cancer Imaging, 2008, 8（1）：8-18.

[25] CHOI H, VARMA DG, FORNAGE BD, et al. Soft-tissue sarcoma: MR imaging vs sonography for detection of local recurrence after surgery [J]. AJR Am J Roentgenol, 1991, 157（2）：353-358.

[26] SHAPEERO LG, VANEL D. MR imaging in the follow-up evaluation of aggressive soft tissue tumors [J]. Semin Musculoskelet Radiol, 1999, 3（2）：197-206.

[27] SHAPEERO LG, VANEL D, VERSTRAETE KL, et al. Dynamic contrast-enhanced MR imaging for soft tissue sarcomas [J]. Semin Musculoskelet Radiol, 1999, 3（2）：101-114.

[28] JOHNSON GR, ZHUANG H, KHAN J, et al. Roles of positron emission tomography with fluorine-18-deoxyglucose in the detection of local recurrent and distant metastatic sarcoma [J]. Clin Nucl Med, 2003, 28（10）：815-820,

[29] WAHL RL, JACENE H, KASAMON Y, et al. From RECIST to PERCIST: evolving considerations for PET response criteria in solid tumors [J]. J Nucl Med, 2009, 50（Suppl 1）：122S-150S.

（译者：康文焱，校对：王天宝）

第五章 当代腹膜后肉瘤外科处置原则

Marco Fiore，Sergio Sandrucci

一、自简单的完全切除向腹腔区域脏器切除术的转变

完全切除是局限性腹膜后肉瘤（Retroperitoneal Sarcomas，RPS）治疗基石。大部分最新文献报道，经多年努力，完整切除率接近95%，但是局部复发依然是外科医生面临的巨大挑战[1-6]。为提高局部控制率及改善患者预后，腹腔区域脏器切除术应运而生，要求切除所有与之粘连的组织器官，甚至没有明显侵犯的组织器官，以期获得宏观上的完整切除，降低微观切缘阳性的可能性[7]。在专业的RPS诊疗中心，腹腔区域脏器切除术具有可行性和安全性，术后并发症发生率为18%，死亡率为3%[8]。除外股神经切除导致的长期并发症（译者注：长期并发症包括大腿前侧和小腿内侧感觉障碍，膝腱反射减弱或丧失，膝关节不能伸直，股四头肌萎缩等），其他的远期并发症均比较轻微[9]。和常规完全切除相比，腹腔区域脏器切除的5年总生存率可额外增加18%，特别适用于低分化和中分化的RPS患者。

二、腹腔区域脏器切除术的生存优势

腹腔区域脏器切除术的生存优势已见诸文献，跨太平洋腹膜后肉瘤协作组（Trans-Atlantic Retroperitoneal Sarcoma Working Group，TARPSWG）最近分析样本量最大的8个欧洲和北美主要RPS专业中心的临床资料，结果显示：5年、10年总生存率分别为67%、46%，局部复发率分别为26%、35%，远处转移率分别为21%、22%，切除器官：病灶同侧肾脏（55%）、左半结肠（33%）、右半结肠（25%）、腰大肌（27%）、脾脏（16%）、远侧胰腺（12%）、膈肌（13%）、腹壁（12%）、髂静脉和（或）下腔静脉（10%）；总体而言，完整切除率高达95%，肿瘤破裂率为6%；与2009年美国国立癌症研究所 "监测、流行病学和结果数据库" 提供的数据相比，10年生存率提高20%[11-12]。

三、手术计划

尽管欧洲临床肿瘤协会（European Society for Medical Oncology，ESMO）指南推荐腹腔区域脏器切除是原发性RPS最佳的治疗手段，但对于具体患者而言的理想切除范围尚未达成共识[7]。特别对是否仅有直接侵犯时才切除整个器官存在争议，而且直接侵犯与否有时也难以判断。尽管如此，为制订个体化的治疗方案，需获得大量的临床资料，专家们为选择标准的手术方式而付出不懈努力[13-15]。一个严谨的手术设计需要考虑解剖关系、组织学特性和因联合切除邻近器官所导致的术后并发症风险大小[16-17]。RPS周围器官是否受到微观侵犯是手术决策的重点考量依据，包括实质性浸润和大于60%的外周包裹，不同的组织类型呈现不同的器官侵犯模式[18-21]。另一个关键问题是即使单一的组织类型，其复发模式也千差万别，这一点将在后续章节予以详述。基于目前所见的回顾性分析和前瞻性研究，专家组提出了手术范围推荐方案[14]。基于诊断的推荐处理策略见表5-1。

表5-1 跨太平洋腹膜后肉瘤协作组专家共识

主要观点	RPS最好由专业中心的多学科协助治疗团队予以诊治	ⅣA
术前分期	胸、腹、盆腔平扫+强化CT	ⅤA
	评价对侧肾功能，可用强化CT或其他肾脏扫描方法	ⅤA
	强烈推荐影像引导下的空针（14或16号）穿刺活检	ⅣA
	穿刺活检窦道种植的概率很低，不能因担心窦道种植而拒绝活检	ⅣA
	对怀疑RPS患者避免实施腹腔镜和开放手术活检	ⅤE
首次外科切除	获得治愈性切除的最佳时机即为首次发作之时	ⅢA
	依据组织学类型不同，其生物学活性、对治疗的反应和临床结局截然不同，治疗计划和手术方案务必予以相应调整	ⅢA
	完整切除是处置的基石	ⅢA
	手术目的在于获得显微镜下的切缘阴性，一个标本应包括肿瘤和受侵犯组织器官。最理想的切除方式是整体切除肿瘤和受累组织器官，甚至包括未明显受累的组织器官	ⅢA
	基于患者个体情况，考虑保留特殊器官，应该寻求相关专家的帮助	ⅤA
	手术需腹部和盆腔外科所有专业的专家参与，单一专业的术者难以胜任	ⅤA
	术者熟悉腹膜后解剖是减少术后并发症的重要因素	ⅤA
	肉眼残留的获益性可疑，甚至潜在有害，可通过细致分析影像资料及周密的手术计划而避免，必要时寻求其他RPS中心专家的建议	ⅢA
	密切的术后监测颇有裨益	ⅤA
	RPS术后可立即或延迟出现威胁生命的并发症	ⅤA
	脂肪肉瘤是最常见的RPS，其主要复发部位即在原发肿瘤的局部区域	ⅢA
	腹腔内低级别脂肪肉瘤外观和正常脂肪相似，冰冻切片帮助不大，切除范围的取舍可参考CT扫描的对称性、功能性解剖和术者对复发模式的诊治经验。最好的办法是切除腹膜后所有的脂肪组织	ⅢA

续表

主要观点	RPS最好由专业中心的多学科协助治疗团队予以诊治	ⅣA
辅助/新辅助治疗	尽管没有随机对照研究，新辅助治疗（化疗、化疗联合热疗、外部照射放疗、放化疗），对精心选择的患者是安全的，在多学科协助诊疗团队的指导下可以实施。这适用于不可切除和处于可切除边缘且组织类型对新辅助治疗敏感的患者	ⅣC
	探讨术中放疗、术后辅助外部照射放疗和近距离照射作用的文献有限，具有近期或远期的毒副作用	ⅣE
	术中辅助化疗的作用无文献可考	ⅠE
随访	RPS完整切除术后的复发风险始终存在，即使术后15~20年亦然，因此需要终生随访	ⅢA
	在确定性治疗后，高级别RPS的中位复发时间不到5年	ⅢA

证据水平　Ⅰ级证据：自至少一个设计良好的随机对照临床试验中获得的证据。Ⅱ级证据：自设计良好的非随机对照试验中获得的证据。Ⅲ级证据：来自设计良好的队列研究或病例对照研究（最好是多中心研究）的证据。Ⅳ级证据：自多个带有或不带有干预的时间序列研究得出的证据。Ⅴ级证据：来自临床经验、描述性研究或专家委员会报告的权威意见。

推荐级别　A：足够的证据证实患者获益，强烈推荐。C：缺乏足够的证据证实患者可获益或者风险大于受益，可选择使用。E：强有力的证据证实无效，永不推荐。

1. 腹膜后间隙的边界

腹膜后间隙内具有很多重要组织器官，上方为膈肌，下方达盆腔出口，其前方边界为腹膜、同侧结肠及其系膜、胰腺、十二指肠、脾脏、肝脏、胃；侧方为肌壁表面的腹横筋膜；后方为腰方肌、腰大肌和髂肌；内侧为脊柱、下腔静脉和腹主动脉；上方为肝脏和横膈。

然而，实际上并不存在解剖意义上的腹膜后间隙，从肿瘤外科医生的角度看，不存在阻挡肿瘤生长的自然结构。后方的肌鞘、内侧的大血管外膜及前方的腹膜均被看作屏障组织。应该在这些屏障组织的表面分离，以期减少整个手术的切除边界，其方式类似于在四肢行腔室切除术[16]。在没有屏障组织的区域，切除相邻的组织器官可提高切缘阴性率，如在前方可切除结肠及其系膜、远端胰腺等组织器官。熟悉腹膜后间隙的解剖结构是减少围手术期大出血的有力保障。

2. 扩大切除范围

一旦决定拟实施腹腔区域脏器切除术，就要考虑保留脏器的功能问题，咨询相关专家意见颇为重要。根据肿瘤范围、可能病理和个体特性，制订合理的手术方案。尚需考虑足够切缘和术后并发症的平衡关系。通常而言，最常见的整体手术切除范围包括同侧结肠、肾脏、肾上腺和腰大肌；大约40%的左侧RPS需要切除远侧胰腺和脾脏；4%~5%的右侧RPS需要行胰十二指肠切除术；12%的患者需要血管切除术，特别是平滑肌肉瘤，后者多来源于大静脉；脊柱和骨盆切除罕见[16]。

3. 标准切除步骤

（1）最常见的手术切口为正中切口，便于手术视野显露，有效控制血管，也可行横切口、斜切口或胸腹联合切口。

（2）处理结肠周围网膜，离断横结肠。

（3）右侧RPS：离断末端回肠；靠近肠系膜上血管离断右结肠和回结肠血管；行Kocher切口，显露下腔静脉，在肿瘤的表面和内侧，紧靠十二指肠，游离十二指肠和胰头，有时会损伤十二指肠外侧壁，可予以缝合或空肠片修补；右肝叶大部分只是被简单地推移，如果没有直接侵犯，就不需要肝切除，但有时需要更广泛地游离，在肝包膜下方和后方的游离颇为多见，此时务必首先控制肝脏的血供。

（4）左侧RPS：在胰腺下缘离断肠系膜下静脉；离断肠系膜下动脉；在直乙交接处离断乙状结肠；自大血管解离结肠系膜；对于局限于横结肠系膜下方的RPS，自肿瘤顶部分离远侧胰腺和脾脏；对于延伸至左上腹膜后间隙的RPS，则需要切除尾侧胰腺，结扎脾动、静脉，游离脾脏，胰尾和脾脏则附着于肿瘤侧标本；从髂血管至膈肌脚，自血管外膜下方游离，下腔静脉和腹主动脉的侧方分支逐条结扎，包括肾血管、性腺血管、肾上腺血管，肾上腺则附着于肿瘤侧标本。

（5）外侧分离：切开外侧壁腹膜，也可切除部分腹壁肌层，确保完全切除（图5-1a）。

（6）后方分离：内侧达腰大肌，打开腰大肌筋膜，在腹股沟韧带头侧，即可显露股神经，自椎骨切除腰大肌筋膜，则腰大肌筋膜附着于肿瘤侧标本。如果腰大肌受到侵犯，则紧靠腹股沟韧带处和脊柱附着处将其离断切除（图5-1b）。

（7）上方分离：切除横膈腹膜，使其附着于肿瘤侧标本。

至此，完整切除肿瘤，其前方附着组织器官包括肾脏、肾上腺、同侧结肠及其系膜，后方为腰大肌腱膜或完整的腰大肌，下方及侧方为壁腹膜，上方为横膈腹膜[13]。

4. 腰大肌和腹膜后神经

大约30%的患者需要完全或部分切除腰大肌（图5-1c），因此熟练掌握腹膜后骨骼肌解剖至关重要。腰动静脉、股神经和闭孔神经的L2-L4神经根恰位于腰大肌后方。股神经是腹膜后主要的运动神经，在腰大肌后方外侧缘，靠近腹股沟韧带处走行。完全或部分腰大肌切除的患者，下肢运动功能下降[9]，股神经切除的患者更是如此。在腰大肌表面，可见生殖股神经，即使在部分切除腰大肌时，也需要将其切断，导致大腿前面的皮肤麻木。腹膜后其他值得关注的神经见图5-2。股外侧皮神经和髂腹股沟神经均是感觉神经，和感觉敏感性有关，而髂腹下神经尚有运动神经成分支配侧腹壁的肌肉运动。在髂腹下神经离断的患者，可出现同侧腹壁松弛。长期随访可见大约76%的患者出现大腿、腹股沟或生殖器区感觉障碍[9]。

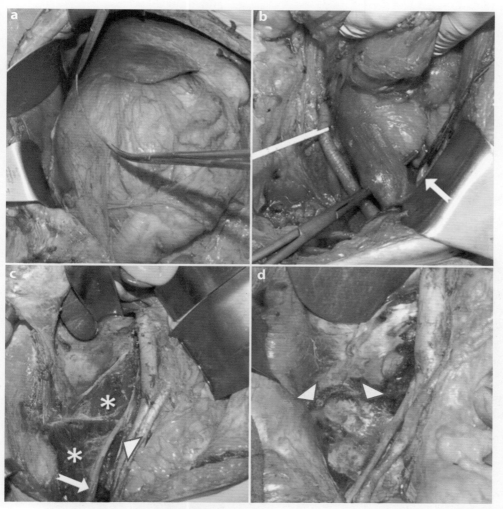

图5-1　腹膜后间隙切除步骤

a. 切开外侧壁腹膜，继续向后方分离，内侧达腰大肌；b. 从髂血管至膈肌脚，自血管外膜下方游离，紧靠腹股沟韧带处离断腰大肌，后方外侧缘即为股神经（箭头）；c. 切除整个腰大肌，显露后方的髂肌和腰方肌（星号）、股神经（箭头）及闭孔神经（三角形）；d. 如果侵犯髂肌和腰方肌，则一并移除，此时最好将髂脊一并切除（三角形）。

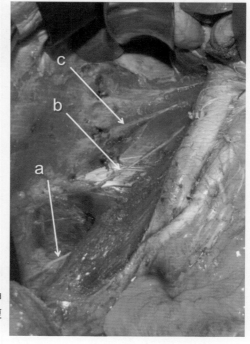

图5-2　腹膜后间隙感觉神经

a. 股外侧皮神经；b. 髂腹股沟神经；c. 髂腹下神经（有支配侧腹壁肌肉的运动神经成分）。

5. 其他骨骼肌外科手术

基于RPS解剖特点，可能需要切除其他的骨骼肌。横膈最为常见，一是因为直接侵犯，二是为整体切除肿瘤而扩大手术空间，避免肿瘤破裂。腰方肌和前、外侧腹壁也可能需要切除，此时需要补片修补腹壁（图5-3）。对于进入腹股沟区的RPS，需要自股骨小转子切断腰大肌，此时最好采用经腹和腹股沟联合切口。切断腹股沟韧带或切除股管者，需要补片修补，以防形成股疝（图5-3）。同样，往往需要骨切除，髂脊、髂肌（带或不带髂骨翼）和腰方肌可一并整块切除（图5-1d）。在肿瘤内侧，可能需要切除脊椎横突。肿瘤侵犯锥孔极为罕见，如果存在，可行半椎体切除术。

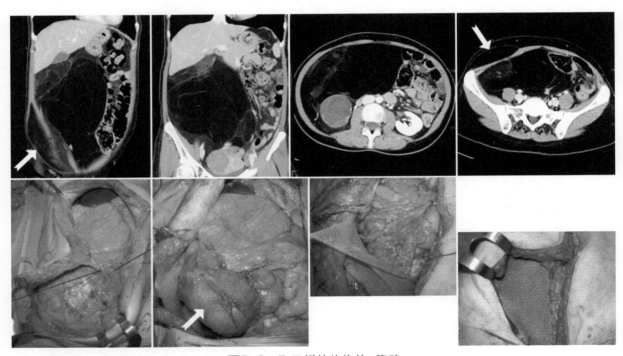

图5-3 聚乙烯补片修补-腹壁

右侧腹膜后未分化脂肪肉瘤进入腹壁肌层，将其完整切除（包括腹股沟韧带和侧腹壁），聚乙烯补片修补缺损，大网膜置于补片下方以保护小肠。

四、参照组织类型调整手术方式

组织学类型是决定手术范围的重要因素之一。脂肪肉瘤边界难以辨认，分化好的脂肪肉瘤和腹膜后正常脂肪组织无法区别，局部复发率高达75%，局部复发难以切除，故因复发而死亡的比例同样很高。高级别的未分化脂肪肉瘤的转移风险很高，它们局部复发的特性同上述。在腹膜后肉瘤疾病谱的另一端则为平滑肌肉瘤，其特点是远处转移率较高，局部复发率较低。另外，平滑肌肉瘤边界易于辨认，完整切除较为容易，一般不会导致切缘阳性。孤立性纤维瘤边界较为清楚，局部复发和远处转移少见。恶性外周神经鞘瘤通常起源于股神经，位于腰大肌周围，特有的手术入路可确保手术安全[11-12]。因此，我们推荐对于脂肪肉瘤需要广泛切除肿瘤周围组织器官，但对于平滑肌肉瘤、孤立性纤维瘤和恶性外周神经鞘瘤而言，手术范围适可而止。更为罕见的组织类型需要更为专业的知识，以期提供最好的多学科处置策略。

腹膜后血管肉瘤是值得关注的RPS类型，常常发自下腔静脉，其他常见血管包括肾静脉、髂静脉、脾静脉、生殖腺静脉和肠系膜上静脉[23-25]。绝大多数为平滑肌肉瘤，需要一并切除来源血管。

五、盆腔肉瘤

较大的RPS可进入盆腔，大约有18%的患者肿瘤完全位于盆腔之内[5]。子宫肉瘤和小儿横纹肌肉瘤也位于盆腔，但二者均不在我们讨论范围之内。最常见的盆腔RPS为平滑肌肉瘤，多源自盆腔脏器（膀胱、前列腺、精囊）。神经鞘瘤（雪旺氏细胞瘤和恶性外周神经鞘瘤）、侵袭性的血管平滑肌瘤和孤立性纤维瘤较为少见。分化良好的盆腔脂肪肉瘤具有一种稀奇古怪的临床表现，可经闭孔或坐骨切迹疝出而形成哑铃状肿瘤[27]。盆腔RPS手术更具挑战性，因为骨性骨盆空间狭小，在联合脏器切除患者，可导致重要脏器功能缺失。因此，盆腔RPS应在RPS手术量较大的中心诊治，必须认识到基于特殊病理类型的个体化的多学科处理策略最为重要。

六、总结

目前原发性RPS治疗原则是行足够范围的手术切除，需要切除单一器官肿瘤的各种手术技巧的有机组合。RPS罕见，病情复杂，掌握肉瘤生物学特性和组织学行为特点是确定扩大手术范围的关键因素。最理想的手术是包括周围受侵组织器官的整体切除，甚至包括没有明显受侵的组织器官。RPS专业中心和多学科协助诊疗团队是患者获得良好治疗效果的重要保障。

参考文献

[1] LEWIS JJ, LEUNG D, WOODRUFF JM, et al. Retroperitoneal soft-tissue sarcoma: analysis of 500 patients treated and followed at a single institution [J]. Ann Surg, 1998, 228（3）: 355-365.

[2] KEUNG EZ, HORNICK JL, BERTAGNOLLI MM, et al. Predictors of outcomes in patients with primary retroperitoneal dedifferentiated liposarcoma undergoing surgery [J]. J Am Coll Surg, 2014,

218（2）：206-217.

　　［3］STRAUSS DC，HAYES AJ，THWAY K，et al. Surgical management of primary retroperitoneal sarcoma［J］. Br J Surg，2010，97（5）：698-706.

　　［4］BONVALOT S，RIVOIRE M，CASTAING M，et al. Primary retroperitoneal sarcomas：a multivariate analysis of surgical factors associated with local control［J］. J Clin Oncol，2009，27（1）：31-37.

　　［5］GRONCHI A，LO VULLO S，FIORE M，et al. Aggressive surgical policies in a retrospectively reviewed single-institution case series of retroperitoneal soft tissue sarcoma patients［J］. J Clin Oncol，2009，27（1）：24-30.

　　［6］GRONCHI A，MICELI R，ALLARD MA，et al. Personalizing the approach to retroperitoneal soft tissue sarcoma：histology-specific patterns of failure and postrelapse outcome after primary extended resection［J］. Ann Surg Oncol，2015，22（5）：1447-1454.

　　［7］CASALI PG，ABECASSIS N，BAUER S，et al. Soft tissue and visceral sarcomas：ESMOEURACAN Clinical Practice Guidelines for diagnosis，treatment and follow-up［J］. Ann Oncol，2018：［Epub ahead of print］doi：10. 1093/annonc/mdy096.

　　［8］BERSELLI M，COPPOLA S，COLOMBO C，et al. Morbidity of left pancreatectomy when associated with multivisceral resection for abdominal mesenchymal neoplasms［J］. JOP，2011，12（2）：138-144.

　　［9］CALLEGARO D，MICELI R，BRUNELLI C，et al. Long-term morbidity after multivisceral resection for retroperitoneal sarcoma［J］. Br J Surg，2015，102（9）：1079-1087.

　　［10］GRONCHI A，MICELI R，COLOMBO C，et al. Frontline extended surgery is associated with improved survival in retroperitoneal low- to intermediate-grade soft tissue sarcomas［J］. Ann Oncol，2012，23（4）：1067-1073.

　　［11］GRONCHI A，STRAUSS DC，MICELI R，et al. Variability in patterns of recurrence after resection of primary retroperitoneal sarcoma（RPS）：a report on 1007 patients from the Multi-institutional Collaborative RPS Working Group［J］. Ann Surg，2016，263（5）：1002-1009.

　　［12］NATHAN H，RAUT CP，THORNTON K，et al. Predictors of survival after resection of retroperitoneal sarcoma：a population-based analysis and critical appraisal of the AJCC staging system［J］. Ann Surg，2009，250（6）：970-976.

　　［13］BONVALOT S，RAUT CP，POLLOCK RE，et al. Technical considerations in surgery for retroperitoneal sarcomas：position paper from E-Surge，a master class in sarcoma surgery，and EORTC-STBSG［J］. Ann Surg Oncol，2012，19（9）：2981-2991.

　　［14］TRANS-ATLANTIC RPS WORKING GROUP. Management of primary retroperitoneal sarcoma（RPS）in the adult：a consensus approach from the Trans-Atlantic RPS Working Group［J］. Ann Surg Oncol，2015，22（1）：256-263.

　　［15］FAIRWEATHER M，GONZALEZ RJ，STRAUSS D，et al. Current principles of surgery for retroperitoneal sarcomas［J］. J Surg Oncol，2018，117（1）：33-41.

　　［16］CALLEGARO D，FIORE M，GRONCHI A. Personalizing surgical margins in retroperitoneal sarcomas［J］. Expert Rev Anticancer Ther，2015，15（5）：553-567.

　　［17］MACNEILL AJ，FIORE M. Surgical morbidity in retroperitoneal sarcoma resection［J］. J Surg Oncol，2018，117（1）：56-61.

［18］MUSSI C，COLOMBO P，BERTUZZI A，et al. Retroperitoneal sarcoma：is it time to change the surgical policy?［J］Ann Surg Oncol，2011，18（8）：2136-2142.

［19］STRAUSS DC，RENNE SL，GRONCHI A. Adjacent，adherent，invaded：a spectrum of biologic aggressiveness rather than a rationale for selecting organ resection in surgery of primary retroperitoneal sarcomas［J］. Ann Surg Oncol，2018，25（1）：13-16.

［20］RENNE SL，TAGLIABUE M，PASQUALI S，et al. Prognostic value of microscopic evaluation of organ infiltration and visceral resection margins（VRM）in patients with retroperitoneal sarcomas （RPS）［J］. JCO，2017，35（15 Suppl）：11074-11074.

［21］FAIRWEATHER M，WANG J，JO VY，et al. Surgical management of primary retroperitoneal sarcomas：rationale for selective organ resection［J］. Ann Surg Oncol，2018，25（1）：98-106.

［22］GRONCHI A，COLLINI P，MICELI R，et al. Myogenic differentiation and histologic grading are major prognostic determinants in retroperitoneal liposarcoma［J］. Am J Surg Pathol，2015，39（3）：383-393.

［23］FIORE M，COLOMBO C，LOCATI P，et al. Surgical technique，morbidity，and outcome of primary retroperitoneal sarcoma involving inferior vena cava［J］. Ann Surg Oncol，2012，19（2）：511-518.

［24］RADAELLI S，FIORE M，COLOMBO C，et al. Vascular resection en-bloc with tumor removal and graft reconstruction is safe and effective in soft tissue sarcoma（STS）of the extremities and retroperitoneum［J］. Surg Oncol，2016，25（3）：125-131.

［25］FIORE M，RADAELLI S，GRONCHI A. Retroperitoneal sarcoma involving the vena cava. In：Azoulay D，Lim C，Salloum C（eds）Surgery of the inferior vena cava［M］. Cham：Springer International Publishing，2017：61-74.

［26］ITO H，HORNICK JL，BERTAGNOLLI MM，et al. Leiomyosarcoma of the inferior vena cava：survival after aggressive management［J］. Ann Surg Oncol，2007，14（12）：3534-3541.

［27］MULLEN JT，VAN HOUDT W. Soft tissue tumors of the pelvis：technical and histological considerations［J］. J Surg Oncol，2018，117（1）：48-55.

（译者：任培德，校对：王天宝）

第六章 腹膜后肉瘤术后早期及晚期并发症防治策略

Stefano Radaelli，Sergio Valeri

一、概述

外科手术是腹膜后肉瘤（Retroperitoneal Sarcomas，RPS）治疗的基石。由于诊断时肿瘤巨大，可能侵犯周围组织器官，为获得良好的局部控制，需要联合脏器切除。一个周全的手术计划应该考虑因外科处境复杂而可能发生的各种围手术期并发症。由于病变罕见，治疗策略不一，只有为数很少的文献论及并发症问题。尽管存在上述限制，我们还是将尽可能详细地探讨RPS围手术期并发症问题，以飨读者。

二、扩大切除及其术后并发症

过去10年，RPS手术方式发生巨大改变，现在主要为腹腔区域脏器切除术，包括明显浸润和肉眼可疑侵犯的组织器官。尽管该手术的生存获益不容置疑，但并发症增多的劣势也饱受争议[1-6]。跨太平洋腹膜后肉瘤协作组在近期的一项回顾性研究中对此予以探讨。收集自2002—2011年世界范围内8个RPS专业机构1007例患者的临床资料，结果显示：围手术死亡率为1.8%，严重并发症（Clavien Dindo≥3）发生率为16.4%，再次手术率为10.5%，最常见的并发症为出血/血肿（2.9%）和胃肠吻合口瘘（2.6%）。有趣的是，并发症的模式不但和切除器官的数量相关，还和所切器官的评分相关，提示切除某些器官的风险较高。切除器官的加权评分、年龄大于65岁和需要输血与发生术后并发症密切相关。最易于发生并发症的手术包括：胰十二指肠切除术、血管切除术及结肠、肾脏、脾脏和胰腺联合切除术。令人意外的是，围手术期放、化疗与术后并发症无关。值得注意的是，并发症和局部或远处转移无关，提示术后康复质量和肿瘤学临床结局无关[7]。

几年前，法国和意大利肉瘤中心发布他们关于腹腔区域脏器切除术的临床结果，证实该术式安全可行。术后30天死亡率为3%，严重并发症发生率（CTCAE≥3）为18%，再次手术率12%。最常见的并发症为胃肠吻合口瘘（5.2%）、脓肿（4%）、出血（2.4%）。联合切除器官数量＞3时，并发症发生率明显上升（HR=2.75，95% CI，1.32~5.74；P=0.007）。切除胃、小肠（主要是十二指肠）、大血管时，并发症发生率增加明显[4]。

其他几个RPS区域中心也报道了术后早期并发症的结果，遗憾的是，这些研究存在异质性，因为在这几个中心并没有常规开展腹腔区域脏器切除术。

在2005—2014年，Royal Marsden Hospital完成362例原发性RPS切除术，有81%为腹腔区域脏器切除术，这可能是该机构近期临床结局较好的原因之一。30天、60天及90天死亡率分别为1.4%、1.9%及3.0%，严重并发症发生率（CTCAE≥3）为9%，再次手术率7.5%[8]。

在根治性切除时代之前，有3个小样本的研究，治疗方法较为保守，它们的结果类似。梅奥诊所报道自1983年至1995年所收治97例原发性RPS手术治疗效果，只有22.7%患者切除脏器超过1个，住院死亡率为2%，严重并发症发生率为8%，再次手术率6%[9]。Dutch National Database报道，自1989—1994年，共计143例原发性RPS接受外科手术，30天死亡率为4%，肉眼完整切除率为63%，远低于 French-Italian series和跨太平洋腹膜后肉瘤协作组的报道（93%，95%）[10]。

Heidelberg等报道他们的单中心研究，自1988—2002年，共计110例RPS接受手术治疗，其中原发性肿瘤71例，复发患者39例，虽然没有报道切除范围，但是完整切除率在原发性RPS组为70.4%，复发性肿瘤组为61.5%，30天死亡率为6.4%，在原发性肿瘤组和复发性肿瘤组之间无差别（7.0% vs 5.1%，P=1.0），总的并发症发生率为26%，同样在两组之间无差别（24% vs 31%，P=0.41）[11]。

Memorial Sloan Kettering Cancer Center的数据库显示，自1982—1997年，共计278例原发性RPS接受手术治疗，其中77%的患者至少切除1个器官，30天死亡率为4%[12]。

MD Anderson Cancer Center诊治RPS颇具匠心，他们根据肿瘤的组织学类型调整手术方案，自1996—2007年，135例原发性和复发性RPS接受外科手术，分化良好的脂肪肉瘤（well-differentiated liposarcoma，WDLPS）予以相对保守的手术方式，而未分化脂肪肉瘤（dedifferentiated liposarcoma，DDLPS）则行腹腔区域脏器切除术，前者的死亡率和并发症发生率为0及15%，而后者分别为3.9%及35.1%[13]。

在专业的RPS中心之外的医疗机构，RPS往往接受相对保守的手术。Tseng报道来自各社区和大学中心的156例RPS患者的手术范围，紧靠边缘切除者占大多数，约1/3的患者切除相邻脏器，腹腔区域脏器切除者只占很少一部分，其治疗手段明显保守，其临床结局为30天死亡率为1.3%，严重并发症发生率22.5%，再次手术率为4.5%[14]。

由于RPS术后并发症多种多样（表6-1），我们只讨论一旦延误诊断将导致临床结局不佳且延长住院时间的并发症。

表6-1　关于RPS术后并发症的大宗报道一览表

作者	病例数	平均随访时间/月	Ⅲ–Ⅳ并发症/%	30天死亡率/%	术后出血/%	吻合口瘘/%	胰瘘/%
Strauss DC，2010[15]	200	29	12	3	3	–	–
Bonvalot S，2010[4]	249	37	18	3	2.4	5.2	–
Berselli M，2011*[16]	57	32	35.1	3.5	3.5	3.5	12.3
Nussbaum DP，2014[17]	216	–	27.3	2.7	14.8	–	–
Bartlett EK，2014[18]	696	–	30	1	13	–	–
Kelly KJ，2015[19]	204	39	6.3	0	1.9	1.9	–
Smith HG，2015[8]	362	26	8.8	1.4	–	2.2	17
Pasquali S，2015[20]	69	31	23	0	2.9	5.8	–
MacNeill AJ，2017[7]	1007	58	16.4	1.8	2.9	2.6	<1

*RPS 45例，胃肠间质瘤12例。

1. 胰瘘

胰瘘的诊断和治疗均具有挑战性。International Study Group of Pancreatic Fistula（ISGPF）胰瘘诊断标准：术后3天及以上者，经术中引流管或后续的经皮穿刺引流管引流出的液体淀粉酶水平超过血清值上限的3倍，即可诊断，不考虑引流液的量。患者量较大的胰腺治疗中心报道的胰瘘发生率差别很大，自低于10%到大于30%不等[21-25]。跨太平洋腹膜后肉瘤协作组的报道为不足1%，但是包括未行胰腺手术的患者，因此没有可比性[7]。

2012年，Berselli等回顾性分析57例局限性左侧RPS或胃肠间质瘤患者，其中RPS占79%，胃肠间质瘤占21%，研究目的在于探讨腹腔内间叶性肿瘤联合胰尾切除的并发症，所有患者均行胰尾切除术，其中1例使用切割闭合器。肉眼完全切除率为95%，胰腺病理性侵犯占46%，35%患者出现并发症，12%的患者出现胰瘘，其中A级1例，B级5例，C级1例，有2例需要再次手术。术后死亡率为3.5%，2例患者疾病进展复杂，发生胰瘘，但最后死因和胰瘘无关。显而易见的是术前放、化疗和胰瘘无关，事实上只有1例术前放、化疗的患者出现胰瘘[16]。

Royal Marsden Hospital的胰瘘发生率与上述文献大致相同。362例RPS患者接受手术治疗，292例行多脏器联合切除术，其中60例行左半胰腺切除，胰瘘发生率为17%，中位治愈时间为18天，只有2例患者接受经皮穿刺置管引流术[8]。

胰瘘的严重程度分级：

A级：可非手术治疗，隔日行引流管淀粉酶检测。引流管拔除指征：引流液不足50mL，无淀粉酶。

B级：需要抗生素和奥曲肽治疗，有症状或较大的液体积聚者，可行经皮穿刺置管引流

（图6-1），如果难以实施，可经胃途径予以引流，拔管指征同前述。

C级：一种严重的临床情况，在非手术治疗无效的情况下，应予以包括再次手术在内的各种干预手段。

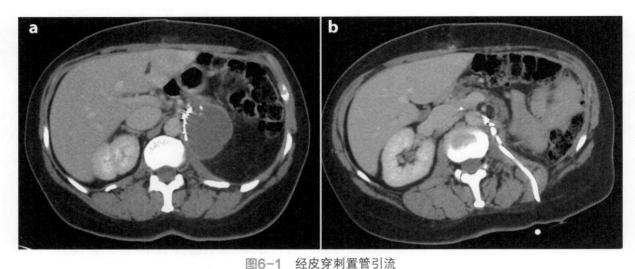

图6-1 经皮穿刺置管引流

a. RPS联合胰尾切除术后胰液积聚；b. 经皮穿刺置管引流术后积聚胰液完全排除。

Knaebel等发表一篇系统分析，在胰腺残端处理手段方面并没有得出结论性建议，但切割闭合器钉合方法似有优势[26]，而且在单纯的远侧胰腺切除术和因靠近肿瘤而行胰体尾在内的联合脏器切除术之间，总并发症发生率无差别[27]。

胰瘘的晚期并发症还包括胃排空障碍（图6-2）。在左侧RPS行联合脏器切除者，在胃后壁后方可出现大量的胰液积聚，进而导致胃排空障碍。积聚的胰液推挤胃壁，导致局部炎症反应，可能是胃排空障碍的机制之一。腹膜后肿瘤行联合胰体尾和脾脏切除术往往损伤胃迷走神经胃支和胃排空起搏点，胰液积聚于胃后壁影响胃排空，这也可能是胃排空障碍的原因之一。

胃排空障碍的治疗取决于患者生活质量受影响的程度。除极个别患者外，绝大多数恢复顺利，不需要再次外科手术。如果因为

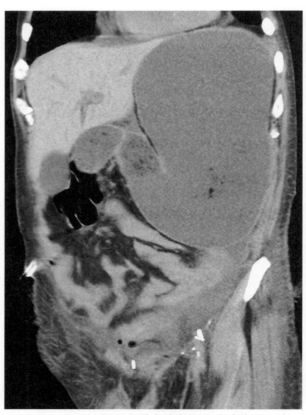

图6-2 左RPS行完全联合脏器切除（胰体尾、脾脏、肾、左结肠和腰大肌切除）术后胃排空障碍

胃后壁大量胰液积聚导致胃排空障碍，则可行经皮穿刺置管引流术。经鼻胃管给予肠内营养和胃肠动力药也是治疗的组成部分，患者多可逐渐痊愈[16，28]。

2. 血管并发症

在RPS行联合脏器切除的患者，往往需要涉及腹膜后大血管，这无疑增加术后并发症发生率。值得注意的是，下腔静脉置换术在技术层面颇具挑战性，往往导致严重的术后并发症，其中风险最高的即为术后出血，尽管静脉移植物或人工假体的任何裂隙均应避免，但是血管吻合口破裂依然时有发生，延误处置则是致命性灾难。另外，围手术期使用大量抗凝药物可加剧出血，导致腹膜后巨大血肿，需要外科清除，以免继发感染。

下腔静脉重建的中、长期并发症包括移植物血栓形成，即使在有持续抗凝的情况下依然可以发生。在侧支循环健全的情况下，移植物血栓往往无症状，不成为一种严重并发症。和人工合成假体相比，尸体来源的同种移植物并发症少见，应该优先考虑使用。如果存在漂浮血栓或者抗凝失败情况，则可使用腔静脉滤网[29-32]。

在多脏器联合切除术中，偶尔需要行胰十二指肠切除术，后者的确增加了术后并发症。跨太平洋腹膜后肉瘤协作组最近公布2068例RPS患者资料，29例（1.4%）接受Whipple手术，其中45%同时行下腔静脉切除，十二指肠和胰腺显微镜下侵犯占84%，10例（34%）并发严重并发症，8例（28%）出现临床明显的胰瘘，术后死亡1例（3.4%）[33]。

三、放疗与术后并发症的关系

基于四肢软组织肉瘤术前、后放疗可减少术后局部复发率的优势，最近十年也相继开展了RPS放射治疗。有限的几个研究结果存在争议，和单纯手术相比，新辅助放疗的5年无复发生存率明显升高（65% vs 91%，$P=0.02$），但另一项较大规模的RPS研究发现放疗并未改善患者的5年生存率（53.2% vs 54.2%，$P=0.695$）[19]。

European Organisation for Research and Treatment of Cancer（EORTC）正在开展一项随机对照研究，命名为STRASS，研究尚未结束，其中期结果显示术前外照射并没有增加RPS手术并发症[34-35]。

最近National Surgical Qulity Improvement Program（NSQIP）报道一项大宗的关于RPS术前放疗安全性的回顾性研究结果，自2005年至2011年，共收治785例RPS患者，其中72例接受新辅助放疗，在调整混淆变量后，术前放疗联合手术与单纯手术组患者的基线特征高度类似，在以下临床结局方面均无差别：死亡率（1.4% vs 2.1%，$P=0.71$）、严重并发症发生率（28.2% vs 25.2%，$P=0.69$）、总并发症发生率（35.2% vs 33.2%，$P=0.83$）、早期再次手术率（5.6% vs 7.4%，$P=0.81$）及住院时间（7天 vs 7天，$P=0.56$）[18]。外照射的疗效受限的原因在于RPS邻近器官有放射剂量限制，促使人们考虑术中放疗的临床价值。

两项前瞻性研究探讨放疗对RPS的作用，发现在局部控制率方面存在优势，但术后并发症有所增加。Sindelar等报道放射相关外周神经毒性增加。Dziewirski等采用术中近距离放射治疗技术，证实在局部控制率和总生存率方面存在优势，但术后死亡率达2%，再次手术率高达21.5%[36-37]。

最近Johns Hopkins School of Medicine公布113例腹盆腔恶性肿瘤采用术中放疗的临床结果，其中44%为肉瘤。68%的RPS为复发肿瘤，在外照射后存在切缘阳性高风险的患者予以术中放射治疗，其目的在于根治性切除。术后并发症发生率为57%，Clavien-Dindo 3级并发症发生率为34%，无死亡病例[38]。2014年，一项关于RPS术前调强放疗联合术中放疗的Ⅱ期临床研究发现严重急性毒性发生率为15%，严重术后并发症发生率为33%，其中2例经多次干预无效后死亡[39]。

Smith等发布一项长期Ⅱ期临床研究结果，采用45~50Gray术前放疗联合术后近距离放射，平均随访18个月，结果显示具有明显毒性，在疾病控制方面亦无获益，治疗相关死亡率为7.5%，晚期严重毒性发生率为11%，在上腹部近距离照射患者，可出现十二指肠狭窄，此并发症颇为严重[40]。

近期所有的研究均证实，和跨太平洋腹膜后肉瘤协作组推荐外科手术联合或不联合外照射的临床结局相比，新辅助放疗联合术中放疗的并发症发生率明显上升。

基于上述研究结果，跨太平洋腹膜后肉瘤协作组发布共识：新辅助放疗可选择性适用于特殊解剖部位的RPS；术中放疗适用于切缘异常危险，甚至包括切除范围边界不能达到治疗安全要求者，但是否获益尚无定论；最后，由于难以达到治疗剂量和过高的并发症发生率，不推荐术后放疗[41]。

四、晚期并发症

探讨RPS扩大切除术后的晚期并发症的文献较少。关于永久性肾功能不全、慢性疼痛等问题，尚没有系统性的分析研究。所有病理类型RPS总的5年生存率可达67%，在分化良好者10年生存率可达80%，因此，治疗相关的晚期并发症务必提上日程，予以重视[42-43]。

1. 肾切除后的肾功能改变

在过去，RPS联合脏器切除是否将肾脏一并移除饱受争议。关于肾脏侵犯情况的研究结果相差很大，一些作者报道受侵率很低，而有的报道高达80%。尽管腹腔区域脏器切除术是目前所有国际主要RPS诊疗中心推荐的标准治疗术式，但是探讨联合肾脏切除术后的慢性肾脏病变的文献相当罕见[44-47]。

2015年，Hull等回顾性分析1987—2013年就诊于Massachusetts General Hospital 54例RPS患者的长期肾功能结果，全部患者均行腹腔区域脏器切除术，术前平均估计肾小球滤过率为85mL/min，肾脏切除术后，平均最低的估计肾小球滤过率为44mL/min，平均随访50个月后恢复至62mL/min。术前估计肾小球滤过率大于60mL/min（慢性肾病1期和2期）的49例患者，术后51%的患者估计肾小球滤过率维持在60mL/min以上，其余患者肾脏病情加重至慢性肾病3期（估计肾小球滤过率为30~59mL/min）。患者年龄和术前估计肾小球滤过率是术后慢性肾病进展的独立危险因素。因复发而死亡患者11例，但是均未发展至终末期肾病或需要透析状态。共有7例患者接受化疗，作为术后辅助或者因术后复发而给予的治疗，其中有5例患者在化疗后肾脏病情加速，尽管如此，他们依然可以接受包括异环磷酰胺等肾毒性药物在内的系统化疗方案[48]。

Mayo Clinic最近回顾性分析1999—2014年所收治的47例RPS患者的临床资料，其结果和上述文献类似。肾小球滤过率平均下降33.4mL/min，34例患者肾功能逐渐恶化，其中3例患者出现严重肾病（慢性肾病4级或5级），包括2例因转移性病变而接受含有异环磷酰胺的系统化疗[44]。

Royal Marsden Hospital 113例RPS患者接受联合肾切除术，术前估计肾小球滤过率平均为89.2mL/min，术后最低的估计肾小球滤过率平均为46mL/min，平均随访20.2个月后，恢复至58.1mL/min，只有1例同时行右肾、下腔静脉切除和左肾静脉结扎的患者需要临时性透析治疗[8]。

Milan研究小组回顾性分析行扩大切除的95例RPS患者资料，67%的患者行肾切除术，在术后4个月和平均49个月的研究终点，91%的患者血清肌酐上升至正常值的1.5倍，调整患者年龄和基线水平后，多变量分析显示血清肌酐在肾脏切除与否的两组之间无差别[43]。

2. 疼痛、功能和生活质量

腹膜后脏器联合切除后的症状千差万别，这和切除范围不同有关，但是尚未见全面且深入的权威研究文献。Wong等报道最新的关于RPS患者生活质量（quality of life，QoL）的研究结果，48例患者接受新辅助放疗和外科手术，治疗后毒性反应的数量明显影响患者QoL（$P=0.001$），特别是术后36个月之内更是如此，此后的QoL则明显改善[49]。

最近几年，意大利米兰研究组发起一项专注于术后症状和QoL的临床研究[43]。自2002—2011年，95例RPS患者纳入这项关于术后晚期并发症的回顾性研究。采用半结构式访谈调查的方法评估神经损害、疼痛和QoL。术后76%的患者出现感觉障碍，有62%的患者在平均调查49个月时依然存在。腰大肌切除的患者感觉障碍的概率是只有筋膜切除或没有切除腰大肌患者的2倍（$P<0.0001$）。股神经和腰大肌切除的患者，可出现同侧下肢的运动障碍，在出现术后严重并发症（Clavien-Dindo≥3）的患者，下肢功能评分也比较低。性功能下降颇为多见，约

1/3的患者性欲下降，22%的女性患者性交困难，27%的男性患者会出现阳痿和逆向射精。应用简明疼痛评分（Brief Pain Inventory，BPI）评估术后慢性疼痛，下肢疼痛占39%，腹背痛占30%，然而39%的患者从未出现疼痛，21%的患者疼痛轻微，日常活动极少受影响，大部分患者可以行走，能够从事部分工作，证实从长期来看，严重疼痛颇为少见。唯一不足的是，该研究是一项回顾性研究，资料失访较多，导致其结论的可信度有所下降。

最近，Fiore报道一项前瞻性研究结果，纳入60例患者，在调整患者及其年龄因素后，健康状态类似。其结果显示疲倦、失眠及排尿不适等轻微症状时有所见；68%的患者出现疼痛；大约50%的患者出现下肢神经和运动障碍，但这些症状甚至在术前就已经存在，提示该症状部分与肿瘤本身直接相关[50]。

五、总结

到目前为止，尚未见关于RPS术后并发症的全面且深入的分析研究，有限的回顾性研究显示并发症发生率尚可接受，但有关功能性结局和生活质量的情况知之甚少。在一并切除肾脏的患者，慢性肾功能衰竭少见，但血清肌酐水平轻度上升时有所见。感觉和神经功能障碍是影响患者长期生活质量的主要问题。

为了更好地理解RPS本身及其治疗手段对患者的影响，所有肉瘤研究中心都应该提供有关术后并发症和患者生活质量的宝贵资料，最好使用统一的肉瘤数据登记工具。RPS患者应该就诊于RPS诊治中心。另外，不断提高外科技艺，进一步完善学习曲线，也是为患者提供最佳治疗策略的重要保障。

参考文献

[1] BONVALOT S，RIVOIRE M，CASTAING M，et al. Primary retroperitoneal sarcomas：a multivariate analysis of surgical factors associated with local control [J]. J Clin Oncol，2009，27（1）：31–37.

[2] GRONCHI A，LO VULLO S，FIORE M，et al. Aggressive surgical policies in a retrospectively reviewed single–institution case series of retroperitoneal soft tissue sarcoma patients [J]. J Clin Oncol，2009，27（1）：24–30.

[3] GRONCHI A，MICELI R，COLOMBO C，et al. Frontline extended surgery is associated with improved survival in retroperitoneal low–to intermediate–grade soft tissue sarcomas [J]. Ann Oncol，2011，23（4）：1067–1073.

[4] BONVALOT S，MICELI R，BERSELLI M，et al. Aggressive surgery in retroperitoneal soft tissue sarcoma carried out at high–volume centers is safe and is associated with improved local control [J]. Ann Surg Oncol，2010，17（6）：1507–1514.

［5］PISTERS PWT. Resection of some-but not all- clinically uninvolved adjacent viscera as part of surgery for retroperitoneal soft tissue sarcomas［J］. J Clin Oncol, 2009, 27（1）: 6-8.

［6］RAUT CP, SWALLOW CJ. Are radical compartmental resections for retroperitoneal sarcomas justified?［J］Ann Surg Oncol, 2010, 17（6）: 1481-1484.

［7］MACNEILL AJ, GRONCHI A, MICELI R, et al. Postoperative morbidity after radical resection of primary retroperitoneal sarcoma: a report from the Transatlantic RPS Working Group［J］. Ann Surg, 2018, 267（5）: 959-964.

［8］SMITH HG, PANCHALINGAM D, HANNAY JAF, et al. Outcome following resection of retroperitoneal sarcoma［J］. Br J Surg, 2015, 102（13）: 1698-1709.

［9］HASSAN I, PARK SZ, DONOHUE JH, et al. Operative management of primary retroperitoneal sarcomas: a reappraisal of an institutional experience［J］. Ann Surg, 2004, 239（2）: 244-250.

［10］VAN DALEN T, PLOOIJ JM, VAN COEVORDEN F, et al. Long-term prognosis of primary retroperitoneal soft tissue sarcoma［J］. Eur J Surg Oncol, 2007, 33（2）: 234-238.

［11］LEHNERT T, CARDONA S, HINZ U, et al. Primary and locally recurrent retroperitoneal soft-tissue sarcoma: local control and survival［J］. Eur J Surg Oncol, 2009, 35（9）: 986-993.

［12］LEWIS JJ, LEUNG D, WOODRUFF JM, et al. Retroperitoneal soft-tissue sarcoma: analysis of 500 patients treated and followed at a single institution［J］. Ann Surg, 1998, 228（3）: 355-365.

［13］LAHAT G, ANAYA DA, WANG X, et al. Resectable well-differentiated versus dedifferentiated liposarcomas: two different diseases possibly requiring different treatment approaches［J］. Ann Surg Oncol, 2008, 15（6）: 1585-1593.

［14］TSENG WH, MARTINEZ SR, TAMURIAN RM, et al. Contiguous organ resection is safe in patients with retroperitoneal sarcoma: an ACS-NSQIP analysis［J］. J Surg Oncol, 2011, 103（5）: 390-394.

［15］STRAUSS DC, HAYES AJ, THWAY K, et al. Surgical management of primary retroperitoneal sarcoma［J］. Br J Surg, 2010, 97（5）: 698-706.

［16］BERSELLI M, COPPOLA S, COLOMBO C, et al. Morbidity of left pancreatectomy when associated with multivisceral resection for abdominal mesenchymal neoplasms［J］. JOP, 2011, 12（2）: 138-144.

［17］NUSSBAUM DP, SPEICHER PJ, GULACK BC, et al. The effect of neoadjuvant radiation therapy on perioperative outcomes among patients undergoing resection of retroperitoneal sarcomas［J］. Surg Oncol, 2014, 23（3）: 155-160.

［18］BARTLETT EK, ROSES RE, MEISE C, et al. Preoperative radiation for retroperitoneal sarcoma is not associated with increased early postoperative morbidity［J］. J Surg Oncol, 2014, 109（6）: 606-611.

［19］KELLY KJ, YOON SS, KUK D, et al. Comparison of perioperative radiation therapy and surgery versus surgery alone in 204 patients with primary retroperitoneal sarcoma: a retrospective 2-institution study［J］. Ann Surg, 2015, 262（1）: 156-162.

［20］PASQUALI S, VOHRA R, TSIMOPOULOU I, et al. Outcomes following extended surgery for etroperitoneal sarcomas: results from a UK referral centre [J]. Ann Surg Oncol, 2015, 22（11）: 3550-3556.

［21］BASSI C, DERVENIS C, BUTTURINI G, et al. Postoperative pancreatic fistula: an international study group（ISGPF）definition [J]. Surgery, 2005, 138（1）: 8-13.

［22］LILLEMOE KD, KAUSHAL S, CAMERON JL, et al. Distal pancreatectomy: indications and outcomes in 235 patients [J]. Ann Surg, 1999, 229（5）: 693-698.

［23］KLEEFF J, DIENER MK, Z'GRAGGEN K, et al. Distal pancreatectomy risk factors for surgical failure in 302 consecutive cases [J]. Ann Surg, 2007, 245（4）: 573-582.

［24］FERRONE CR, WARSHAW AL, RATTNER DW, et al. Pancreatic fistula rates after 462 distal pancreatectomies: staplers do not decrease fistula rates [J]. J Gastrointest Surg, 2008, 2（10）: 1691-1697.

［25］GOH BK, TAN YM, CHUNG YF, et al. Critical appraisal of 232 consecutive distal pancreatectomies with emphasis on risk factors, outcome, and management of the postoperative pancreatic fistula. A 21-year experience at a single institution [J]. Arch Surg, 2008, 143（10）: 956-965.

［26］KNAEBEL HP, DIENER MK, WENTE MN, et al. Systematic review and meta-analysis of technique for closure of the pancreatic remnant after distal pancreatectomy [J]. Br J Surg, 2005, 92（5）: 539-546.

［27］IRANI JL, ASHLEY SW, BROOKS DC, et al. Distal pancreatectomy is not associated with increased perioperative morbidity when performed as part of a multivisceral resection [J]. J Gastrointest Surg, 2008, 12（12）: 2177-2182.

［28］WENTE MN, BASSI C, DERVENIS C, et al. Delayed gastric emptying（DGE）after pancreatic surgery: a suggested definition by the International Study Group of Pancreatic Surgery（ISGPS）[J]. Surgery, 2007, 142（5）: 761-768.

［29］FIORE M, COLOMBO C, LOCATI P, et al. Surgical technique, morbidity, and outcome of primary retroperitoneal sarcoma involving inferior vena cava [J]. Ann Surg Oncol, 2012, 9（2）: 511-518.

［30］RADAELLI S, FIORE M, COLOMBO C, et al. Vascular resection en-bloc with tumor removal and graft reconstruction is safe and effective in soft tissue sarcoma（STS）of the extremities and retroperitoneum [J]. Surg Oncol, 2016, 25（3）: 125-131.

［31］HOLLENBECK ST, GROBMYER SR, KENT KC, et al. Surgical treatment and outcomes of patients with primary inferior vena cava leiomyosarcoma [J]. J Am Coll Surg, 2003, 197（4）: 575-579.

［32］HA CP, RECTENWALD JE. Inferior vena cava filters: current indications, techniques, and recommendations [J]. Surg Clin North Am, 2018, 98（2）: 293-319.

［33］TSENG WW, TSAO-WEI DD, CALLEGARO D, et al. A Collaborative Effort from the Trans-Atlantic Retroperitoneal Sarcoma Working Group（TARPSWG）. Pancreaticoduodenectomy in the surgical management of primary retroperitoneal sarcoma [J]. Eur J Surg Oncol, 18, 44（6）: 810-815.

［34］STRASS（EORTC-62092-22092）A phase Ⅲ randomized study of preoperative radiotherapy plus surgery versus surgery alone for patients with retroperitoneal sarcoma（RPS）［EB/OL］．［2011-04-28］．https：//clinicaltrials. gov/ct2/show/NCT01344018.

［35］BONVALOT, S, HAAS R, LITIÈRE C, et al. Second safety analysis of a phase Ⅲ randomized study of preoperative radiotherapy（RT）plus surgery versus surgery alone for patients with retroperitoneal sarcoma（RPS）-EORTC 62092-22092-STRASS. Proceedings of the Connective Tissue Oncology Society［C］．Lisbon. 2016, 11：9-12.

［36］SINDELAR WF, KINSELLA TJ, CHEN PW, et al. Intraoperative radiotherapy in retroperitoneal sarcomas. Final results of a prospective, randomized, clinical trial［J］．Arch Surg, 1993, 128（4）：402-410.

［37］DZIEWIRSKI W, RUTKOWSKI P, NOWECKI ZI, et al. Surgery combined with intraoperative brachytherapy in the treatment of retroperitoneal sarcomas［J］．Ann Surg Oncol, 2006, 13（2）：245-252.

［38］ABDELFATAH E, PAGE A, SACKS J, et al. Postoperative complications following intraoperative radiotherapy in abdominopelvic malignancy：a single institution analysis of 113 consecutive patients［J］．J Surg Oncol, 2017, 115（7）：883-890.

［39］ROEDER F, ULRICH A, HABL G, et al. Clinical phase Ⅰ/Ⅱ trial to investigate preoperative dose-escalated intensity-modulated radiation therapy（IMRT）and intraoperative radiation therapy（IORT）in patients with retroperitoneal soft tissue sarcoma：interim analysis［J］．BMC Cancer, 2014, 14：617.

［40］SMITH MJF, RIDGWAY PF, CATTON CN, et al. Combined management of retroperitoneal sarcoma with dose intensification radiotherapy and resection：long-term results of a prospective trial［J］．Radiother Oncol, 2014, 110（1）：165-171.

［41］TRANS-ATLANTIC RPS WORKING GROUP. Management of primary retroperitoneal sarcoma（RPS）in the adult：a consensus approach from the Trans-Atlantic RPS Working Group［J］．Ann Surg Oncol, 2015, 22（1）：256-263.

［42］GRONCHI A, STRAUSS DC, MICELI R, et al. Variability in patterns of recurrence after resection of primary retroperitoneal sarcoma（RPS）：a report on 1007 patients from the multi-institutional collaborative RPS working group［J］．Ann Surg, 2016, 263（5）：1002-1009.

［43］CALLEGARO D, MICELI R, BRUNELLI C, et al. Long-term morbidity after multivisceral resection for retroperitoneal sarcoma［J］．Br J Surg, 2015, 102（9）：1079-1087.

［44］KIM DB, GRAY R, LI Z, et al. Effect of nephrectomy for retroperitoneal sarcoma on post-operative renal function［J］．J Surg Oncol, 2018, 117（3）：425-429.

［45］FAIRWEATHER M, WANG J, JO VY, et al. Incidence and adverse prognostic implications of histopathologic organ invasion in primary retroperitoneal sarcoma［J］．J Am Coll Surg, 2017, 224（5）：876-883.

［46］RUSSO P, KIM Y, RAVINDRAN S, et al. Nephrectomy during operative management of retroperitoneal sarcoma［J］．Ann Surg Oncol, 1997, 4（5）：421-424.

［47］MUSSI C, COLOMBO P, BERTUZZI A, et al. Retroperitoneal sarcoma：is it time to change the surgical policy? ［J］Ann Surg Oncol, 2011, 18（8）：2136-2142.

[48] HULL MA，NIEMIERKO A，HAYNES AB，et al. Post-operative renal function following nephrectomy as part of en bloc resection of retroperitoneal sarcoma（RPS）[J]. J Surg Oncol，2015，112（1）：98-102.

[49] WONG P，KASSAM Z，SPRINGER AN，et al. Long-term quality of life of retroperitoneal sarcoma patients treated with pre-operative radiotherapy and surgery [J]. Cureus，2017，9（10）：e1764.

[50] FIORE M，CALLEGARO D，LENNA S，et al. Quality of life（QoL）and pain in primary retroperitoneal sarcoma（RPS）：preliminary data from a prospective observational study [J]. Ann Surg Oncol，2017，24（Suppl 1）：S165.

（译者：蔡旭浩、余永刚，校对：王天宝）

第七章 腹膜后肉瘤联合大血管切除术

Ferdinando C.M. Cananzi，Laura Ruspi，Jacopo Galvanin，Vittorio Quagliuoio

一、概述

长期以来，恶性肿瘤浸润大血管被视为不能手术切除的指征。近年来，随着外科手术技术和围手术期管理的进步，以及对疾病本身的生物学特性和自然病程的更深入的认知，对于某些类型的恶性肿瘤，上述手术原则是否适用值得进一步评估与探讨。实际上，通过多学科协作方式完成的所谓的"肿瘤联合血管手术"（手术切除肿瘤时需要同期结扎或重建大血管）在泌尿系肿瘤、胰腺癌、肢体肉瘤及腹膜后肉瘤（retroperitoneal sarcoma，RPS）已经取得了乐观的结果[1]。本书的其他章节中指出，外科手术完整切除（经常需行复杂的多器官联合切除）是治疗RPS的关键基础。Fairweather等将RPS手术中需联合切除脏器的情况归结为以下六类：①肿瘤起源或浸润的器官；②器官供血血管受到肿瘤侵犯；③肿瘤包绕的器官（包绕大于180°）；④肿瘤粘连的器官；⑤肿瘤邻近的器官，需显微镜下切缘阴性的完全切除（R0/R1切除）；⑥其他，如：医源性损伤或其他意外原因导致的器官切除[2]。这一分类方法也可用于指导RPS手术中的大血管切除，因为RPS可以是原发于大血管本身，也可以继发浸润或包裹大血管。实际上，RPS手术中的大血管切除并非罕见。跨大西洋腹膜后肉瘤协作组（Trans-Atlantic Retroperitoneal Sarcoma Working Group，TARPSWG）近期的研究报告了1007例原发RPS患者，其中143例（14%）进行了大血管切除[3]。

二、术前评估

累及大血管的RPS影像学分期方法与其他类型的RPS没有什么不同。CT和MRI可以显示肿瘤的远处转移及局部累及范围。下腔静脉（inferior vena cava，IVC）受累时，应特别关注下腔静脉管腔梗阻程度及侧支静脉代偿情况，并据此制订合适的手术方案。

对于需要行肿瘤联合血管切除的RPS患者，应在疾病预后和手术并发症发生率方面充分评估，权衡利弊，才能制订合适的治疗方案。一方面，肿瘤的分期（原发、转移或复发）、组织类型和组织来源（肿瘤起源于血管本身或腹膜后软组织肿瘤浸润/包裹血管）是影响疾病预后最重要的因素。另一方面，手术并发症发生率主要与手术切除范围、切除血管的类型、器官联合切除情况有关。此外，医生还应该充分考虑患者的身体状况、伴发疾病、潜在的器官功能障碍等情况，并将上述风险因素及肿瘤根治性切除的并发症发生率与姑息性切除的预后进行充分考虑，权衡利弊，以制订最合适的治疗方案[4-6]。

三、原发性血管肉瘤

原发性腹膜后血管肉瘤是起源于血管（动脉或静脉）壁的肉瘤。原发性IVC肉瘤主要为平滑肌肉瘤（leiomyosarcoma，LMS），是一种少见的静脉壁平滑肌肉瘤，在软组织肉瘤中约占0.5%，文献报道不超过390例。该病女性相对多见，发病平均年龄约55岁[7-9]。

Hollenbeck根据发病位置不同将IVC肉瘤进行了分类：高位（肿瘤起源于自右心房至肝静脉段的IVC）、中位（肿瘤起源于自肝静脉至肾静脉段的IVC），低位（肿瘤起源于肾静脉以下的IVC）[10]。

肿瘤起源位置的不同，其临床表现也不相同：低位肉瘤可导致下肢水肿和腹痛；中位肉瘤可导致腹痛并常伴有肾血管性高血压；高位肉瘤可导致布加氏综合征（Budd-Chiari syndrome），表现为腹胀、恶心、呕吐、肝肿大、腹水和黄疸，肝静脉也可受累及。

IVC原发性LMS可沿血管腔内或腔外生长，也可局部膨胀性生长。多数病例的影像学表现为IVC腔内充满瘤栓，同时伴有腹膜后血管腔外生长。当病变在血管腔外生长较显著时，其与原发性腹膜后软组织肉瘤累及下腔静脉的鉴别诊断较为困难。

完整切除肿瘤是治疗IVC原发性LMS的基础，但多数患者会有远处转移，其术后5年无瘤生存率为7%~44%，5年总生存率为33%~67%[8, 10-14]。年龄、肿瘤大小、邻近器官切除、手术切缘情况是影响预后的独立因素[15]。尽管相关文献很少，但对于复发或转移病灶来说，只要条件许可，予以手术切除复发/转移病灶貌似能延长总生存率[8-9]。

原发性主动脉肉瘤相当罕见，只有不到200例见诸文献，其中未分化肉瘤、平滑肌肉瘤、纤维肉瘤、血管内皮瘤、黏液肉瘤和血管肉瘤是相对常见的病理亚型。胸主动脉肉瘤比腹主动脉肉瘤稍多见一些，累及主动脉弓的病变很少。患者的临床表现多与腹部内脏动脉、脑动脉、肢体动脉血栓栓塞事件有关，包括肠梗死、急性动脉栓塞、间歇性跛行、腹痛、背痛。原发性主动脉肉瘤的部分病例可表现为弥散性的血栓疾病症状[16-18]。

原发性主动脉肉瘤预后很差，其1年、3年、5年总生存率分别为46.7%、17.1%、8.8%[19]。患者死亡主要与上述的血栓栓塞事件和肉瘤的远处转移有关。主动脉肉瘤远处转移率约80%，可转移至骨、肺、肝、肾和皮肤[17, 19-20]。

四、累及大血管的腹膜后软组织肉瘤

　　腹膜后软组织肉瘤进展继发浸润或包绕大血管比腹膜后原发性血管肉瘤更为多见，也需要行大血管切除术。平滑肌肉瘤和脂肪肉瘤是最常见的病理类型，其他的类型如：未分化黏液肉瘤、透明细胞肉瘤和囊腺肉瘤也见诸文献[5, 21]。不同类型的RPS其主要临床特征在本书其他章节已有详述。

　　RPS本身存在巨大差异性，并且不同的相关文献资料类型也有着显著不同。RPS侵犯血管是由于肿瘤本身恶性程度高造成的，还是单纯由于肿瘤位置邻近血管或体积较大挤压血管造成的，确切判断较为困难。尽管如此，还是有文献报道指出RPS累及大血管不是根治性切除的禁忌证[4-5, 21-22]。表7-1列举了一些最具代表性的研究结果。

表7-1　关于RPS累及大血管手术治疗的主要研究结果一览表

研究者	病例数	随访（年）	年度	切除血管类型	血管重建率	血管重建类型	通畅率	5年LRFS	5年DMFS	5年OS
Dzsinich et al. 1992[49]	13	ns	1957–1990	A=1 V=13	A=100% V=54%	V：PTFE28%/涤纶14%/静脉14%/缝合修补43%	ns	15%	38%	38%*
Ridwelski et al. 2001[50]	5	ns	1993–1999	IVC=5	V=80%	PTFE75%/其他25%	ns	0	40%	60%*
Hollenbeck et al. 2003[10]	21	2	1982–2002	IVC=21	V=25%	缝合修补70%/PTFE20%/静脉10%	80%#	ns	ns	33%
Schwarzbach et al. 2006[21]	25	1.6	1988–2004	A=9 V=20	A=100% V=75%	A：PTFE22%/涤纶67%/缝合修补11% V：PTFE63%/涤纶12%/静脉6%/缝合修补19%	A=89% V=94%#	ns	ns	56%
Kieffer et al. 2006[11]	19	3.6	1979–2004	IVC=19	V=75%	PTFE93%/缝合修补7%	90%#	DFS：33%		35%
Ito et al. 2007[8]	20	3.4	1990–2006	IVC=20	V=85%	缝合修补71%/人工材料29%	ns	66%	41%	62%
Fiore et al. 2012[14]	15	2.6	2004–2011	IVC=15	V=73%	同种异体血管73%/PTFE27%	60%#	80%	74%	80%
Poultsides et al. 2015[22]	27	2	2000–2014	A=12 V=20	A=100% V=62%	A：PTFE25%/涤纶42%/其他33% V：静脉10%/PTFE45%/人工材料20%/缝合修补25%	86%（5年）	80%	38%	59%

续表

研究者	病例数	随访（年）	年度	切除血管类型	血管重建率	血管重建类型	通畅率	5年LRFS	5年DMFS	5年OS
Radaelli et al. 2016 [27]	42	2.7	2000–2013	A=12 V=30	A=100% V=64%	A：PTFE100% V：PTFE48%/同种异体血管52%	A=92% V=82%#	88%	42%	62%
Bertrand et al. 2016 [5]	31	ns	2000–2013	A=14 V=31	A/V=93%	人工材料76%/缝合修补7%/血管再植17%	A/V=100%#	29%	84%	61%（3年）
Cananzi et al. 2016 [9]	11	7.7	2000–2012	IVC=11	V=73%	缝合修补50%/人工材料50%	ns	ns	10%	60%
Wortmann et al. 2017 [4]	20	ns	1994–2014	A=20 V=13	A=100% V=15%	A：自体30%/人工材料70% V：PTFE100%	A=88% V=0（2年）	10%	15%	69%（2年）

RFS：无局部复发生存率（local recurrence-free survival），DMFS：无远处转移生存率（distant metastasis-free survival），DFS：无瘤生存率（disease-free survival），OS：总生存率（overall survival），PTFE：聚四氟乙烯（polytetrafluoroethylene），ns：未提及，IVC：下腔静脉（inferior vena cava），A：动脉，V：静脉，*：总生存率，#：总通畅率。

研究显示，其他实体瘤行大血管切除时，如胰腺癌需行门静脉切除、直肠癌需行主、髂动脉切除，手术成功后不会影响患者的长期生存率。RPS行肿瘤联合血管切除术后的结果与上述研究类似[23-26]。

Bertrand等研究了22例大血管切除的RPS患者，根据病理检查结果将患者分为两组：肿瘤浸润血管组和肿瘤单纯包绕血管组。研究发现，比较两组患者的无瘤生存率和局部复发均无统计学差异[5]。斯坦福大学的一项研究中，一组50例肉瘤患者（其中RPS患者27例）手术实施了血管重建，另一组100例肉瘤患者（其中RPS患者54例）手术没有进行血管重建。两组患者的5年总生存率及5年局部复发率均无明显统计学差异。肿瘤分期较晚及存在远处转移能明显影响总生存率，显微镜下发现肿瘤细胞侵及血管壁对总生存率影响不大。大多数的其他相关研究也证实，手术切除肿瘤是否彻底及肿瘤分期是判断预后的重要指标[4-5, 21-22]。

上述研究资料显示，肿瘤累及大血管不是作为判断RPS预后的主要指标，而是应作为制订合适手术方案以控制肿瘤局部复发的重要参考因素。行肿瘤联合血管切除术的患者远处转移的发生率较高，这提示血管浸润至少应作为软组织肉瘤生物学侵袭性的一个间接指标，此类患者需要进行多学科综合评估并进行合适有效的系统性治疗[6, 27]。实际上在前述的各项研究中，大多数患者属于相对较晚期的RPS。

起源于大血管的肉瘤或其他肉瘤浸润包绕大血管时，需要行大血管切除。值得注意的是，实际工作中要充分评估患者的预后及手术并发症发生率和病死率，权衡利弊，仔细斟酌，再决定是否进行这类复杂的手术。

在部分病例中，肉瘤仅仅是邻近推挤了大血管，而不是浸润了大血管。对此类患者行肿瘤联合血管切除术可能属于过度医疗行为，这会增加术后并发症的风险，且不能使患者实际获益。Fairweather等的研究中118例原发性RPS实施了手术治疗，其中17例（14%）主要因为怀疑肿瘤侵犯或起源于大血管、肿瘤包裹或与大血管粘连而切除了腹膜后大血管（包括主动脉、IVC、肾血管或髂血管）。术后病理显示，切除腹膜后大血管的患者中70%有肿瘤浸润邻近器官的病理学表现，而全部118例患者中仅25%有肿瘤浸润邻近器官的证据[2]。

Schwarzbach等报告了25例RPS患者，其中原发性血管肉瘤8例，其他肉瘤累及大血管17例，后者中有11例（65%）术后病理显示有瘤细胞浸润大血管[21]。Poultsides的研究中，34例术中肉眼判断累及大血管的RPS术后病理显示21例（62%）有显微镜下血管浸润，其中静脉浸润较为为常见（69%，18/26），动脉浸润为19%（3/16）[22]。上述的研究结果也存在着自身的局限性，因为研究对象仅包括切除大血管的RPS患者，未能提供肉瘤邻近大血管且术中经过仔细解剖游离而保留了大血管的患者资料。因此，RPS行肿瘤联合血管切除的必要性不应因上述研究结果而被高估。

实际上，血管外膜是隔离邻近肿瘤的解剖屏障，也是术中解剖游离血管的安全层面。对于能够精确沿外膜层面游离血管的病例，其围手术期并发症发生率明显低于切除大血管者，且不会增加肿瘤局部复发的风险[28-29]。没有证据表明血管切除能够降低局部复发率和提高总的生存率[6]。相反，大血管切除会增高术后并发症发生率，使术后严重不良事件倍增[22, 30]。

原则上，邻近大血管的RPS术中应首先尝试沿血管外膜层面进行细致的解剖游离，除非是肿瘤广泛包裹或严重浸润大血管。然而，实际工作中由于肿瘤周围经常存在炎症反应及结缔组织增生，使得其术中很难与真正的肿瘤浸润大血管壁相区分[21, 31-34]。此外，在沿血管外膜层面解剖游离过程中意外损伤大血管或为避免损伤已经薄弱的大血管，经分析判断后也需要行联合大血管切除。

五、复发/转移性腹膜后肉瘤

本书的其他章节中探讨了转移/复发性腹膜后肉瘤的处理原则，但如果肉瘤累及了大血管就应该遵从泛大西洋腹膜后肉瘤协作组的相关指导意见[35]。同时，应该特别强调，肿瘤本身的生物学特性、肿瘤总体负荷量及患者的身体状况也是制定治疗策略的重要参考因素。此类患者行肿瘤联合血管切除术的预期获益相对有限，因此，术前应对患者进行严格的筛选，并且建议手术应在有经验的医疗中心由多学科协作来完成[35-36]。此外，复发性腹膜后肉瘤累及大血管的患者在行肿瘤联合血管切除术时，有时也需要同期行肠道切除，这也需要给予特别关注[6]。

六、大血管切除的手术技巧

一旦决定行大血管切除，接下来就需要根据切除血管的种类（动脉或静脉）和血管的切除范围来制订手术切除方案及血管重建方案，其临床路径可参考图7-1。

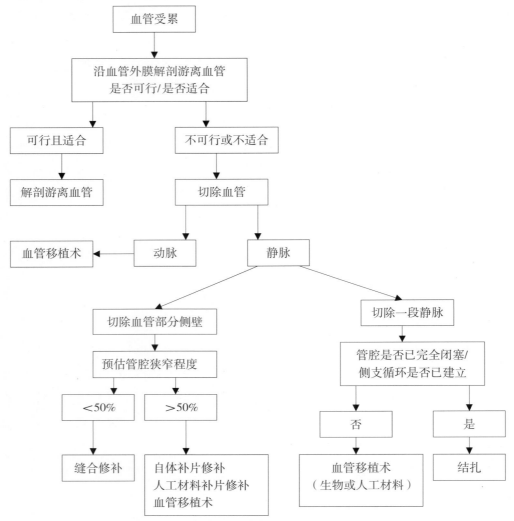

图7-1　累及大血管的RPS患者的手术推荐流程

1. 动脉重建

原发性主动脉肉瘤是相当少见的，更多的情况是恶性肿瘤进展累及或包绕主动脉，此时下腔静脉也常常同时受累[6]。行主动脉切除时，因为手术切除血管范围较大，几乎没有患者可以直接吻合主动脉断端完成血管重建。因此，常常需要选择人工血管原位移植以完成血管重建（表7-1，图7-2）。Radaelli等选用聚四氟乙烯（polytetrafluoroethylene，PTFE）人工血管（带一体化支撑环或不带支撑环）来完成大口径动脉的血管重建，其通畅率在90%以上[27]。一项研究中7例主动脉原发血管肉瘤患者血管切除后选用涤纶人工血管进行了血管重建，该组患者的术后死亡率较高，术后平均生存时间仅为14个月，因此，较难评估该组患者的重建人工血管的通畅率及血流情况[16]。Schwarzbach等选用人工血管（PTFE或涤纶）进行主动脉切除后的血管重建，内脏动脉及髂动脉切除后则选用自体大隐静脉进行血管重建[21]（表7-1）。

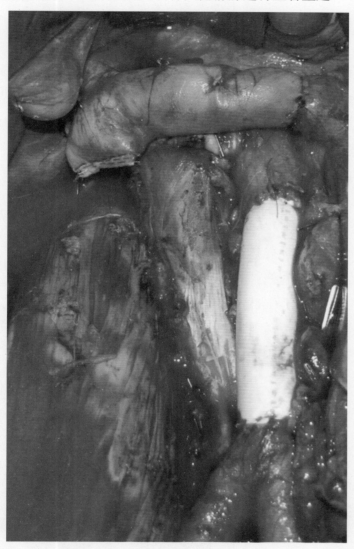

图7-2　主动脉人工血管置换术联合下腔静脉结扎、肾静脉-腔静脉间置同种异体血管术

　　Wortmann等报道的20例RPS患者中有6例进行了主动脉切除，其中1例患者在肾动脉下方结扎了主动脉，另行腋动脉-双侧股动脉旁路手术来提供双下肢的动脉血供[4]。

　　当患者需要行髂动脉及结肠同期切除时，血管重建宜选择股动脉-股动脉旁路术，该术式可使血管吻合口相对远离肠道吻合口[6]。Schwarzbach等的研究中大血管切除同期行结肠切除者，选用带银涂层的人工血管进行血管重建，围手术期需应用抗菌药物。该研究中平均随访时间为19.3个月，动脉重建通畅率为89%，仅1例患者因乙状结肠憩室炎穿孔而发生了人工血管感染[21]。

一般认为，RPS侵犯肠系膜上动脉提示肿瘤已不能完全切除。然而，如果是因为肿瘤增长仅累及肠系膜根部，可考虑行肠系膜上动脉起始段局段切除[6]。血管重建的方式可选择动脉断端原位吻合、自体动脉、静脉或人工血管移植术[21]。该治疗方案较为激进，仅适用于累及肠系膜上动脉近端的RPS[6]。

2. 静脉重建

早在1993年就有文献报道了下腔静脉（IVC）平滑肌肉瘤切除静脉旁路手术[37]，但下腔静脉重建手术并没有固定的术式[6, 38]。采用何种手术方式来重建IVC取决于多种因素：肿瘤位置、切除血管壁范围（部分侧壁还是完全切除一段血管）、静脉显露程度及是否存在代偿增粗的回流静脉。可选择的手术方式包括：静脉缺损直接缝合修补或补片修补、结扎静脉、人工血管或自体血管移植。

IVC管壁切除部分较小时，如预估狭窄率小于50%，可选择直接缝合IVC管壁切缘进行修补[38]。当IVC管壁被切除较多时，可选择人工补片或生物补片（自体静脉或腹膜）进行修补[21, 39]。条件许可时，应优先选择直接缝合修补或自体静脉补片修补，这样可以避免长期抗凝治疗，下肢水肿和术后感染的风险也较低。需要同期行肠道切除时，应特别注意术后感染的风险[40]。

IVC已经完全阻塞的患者，一般可耐受IVC结扎术，当然手术操作过程中要确保不要损伤到IVC伴行的侧支静脉，以维持静脉回流通路[41]。该术式的优点是可以避免发生肺栓塞，不需要长期抗凝，也没有补片或移植血管相关并发症[6]。IVC结扎后的缺点是，高达50%的患者会有明显的下肢水肿[42]。笔者的经验是，术前检查提示IVC阻塞且经术中探查再次确认IVC已经完全阻塞的患者可以直接结扎，不需要进行重建[9]（图7-2，图7-3）。目前对该术式还存在争议，不同文献报道的下肢水肿发生率也不尽相同[9-10]。

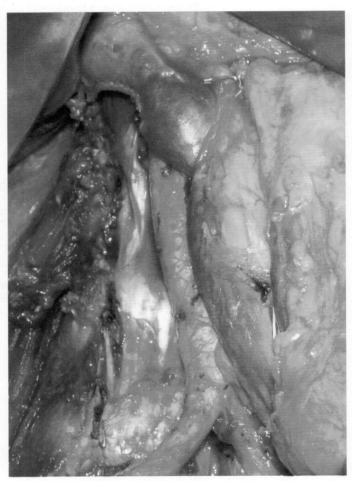

图7-3 下腔静脉切除后不重建（单纯结扎）保留左肾静脉回流（注意扩张的性腺静脉）

当IVC切除后不适合直接结扎时，需要进行血管重建。最常用的术式是采用PTFE人工血管移植来重建IVC[14, 38, 43]（图7-4）。静脉重建术应注意预防移植血管闭塞，一些作者建议选用带支撑环的人工血管，另一些作者建议在腹股沟区行动静脉内瘘术，以增加移植血管内的血流及压力[44]。移植物感染是该术式的一个少见但致命的术后并发症，同期行肠道切除时，移植物感染的发生率明显增加[14, 43]。术中间置网膜组织将移植血管与内脏切除区域进行隔离，有助于降低人工血管感染的发生率[44]。

Fiore等报道了IVC原发性LMS切除后利用保存的同种异体静脉来进行血管重建[39]（图7-5）。与人工血管相

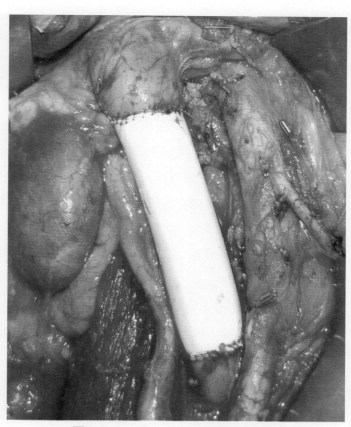

图7-4 PTFE人工血管重建下腔静脉

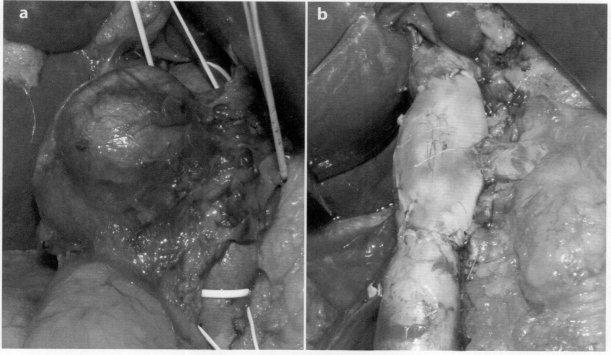

图7-5 IVC原发性LMS切除后白管重建

a. 下腔静脉切除；b. 利用同种异体静脉重建及左肾静脉再植术。

比，利用同种异体静脉进行IVC重建更具优点：感染风险相对较低，也不需要长期抗凝。并且同种异体静脉的闭塞率较低，仅为2%~9%，而PTFE人工血管的闭塞率为16%~40%。其原因可能是同种异体静脉的免疫排斥反应较轻微[39, 45-47]。该术式看上去是IVC重建的最佳方法，但由于同种异体静脉的供给不足，致使该术式难以广泛开展。目前为止，器官捐献者进行切取保存器官时，并不常规切取保存下腔静脉[39]。

IVC切除时，应特别关注肾静脉并予以正确的处理。如果要保留右肾，必须进行右肾静脉重建，因为右肾静脉的侧支代偿静脉很少[38]。相反，如果要保留左肾，可以切除或结扎左肾静脉，因为左肾静脉的侧支循环较丰富，包括肾上腺静脉、腰静脉、性腺静脉（卵巢静脉或精索静脉）及膈肌静脉[6]。

肉瘤累及髂血管时，需要进行完整切除，包括切除血管前面的部分腹膜组织及后面的部分腰肌组织[28]。此时，髂动脉需要利用人工血管进行重建，而是否进行髂静脉重建还存在争议。因为髂静脉有较丰富的侧支循环，所以单纯结扎髂静脉而不进行重建对多数患者是可以耐受的。当切除髂静脉并同期切除大隐静脉、股静脉、内收肌内的侧支静脉时，建议进行血管重建，以避免严重的静脉并发症[4, 48]。前述的IVC重建的手术技术要点也适用于髂静脉重建。

七、并发症发生率及死亡率

回顾性研究已明确显示RPS患者行大血管切除可明显增加术后并发症发生率。TARPSWG的数据显示，大血管切除术导致术后严重不良事件的风险成倍增加。大血管切除的风险大于胰十二指肠切除术和结肠、肾、脾、胰体尾联合切除术的风险[30]。

Wachtel的综述中显示下腔静脉LMS术后30天死亡率为1.9%，总的并发症发生率为24.7%（最常见的并发症是下肢水肿和肾功能不全），再手术率为3.1%[12]。大血管切除可使术后并发症发生率增加30%。Quinones-Baldrich等报道IVC重建手术后10.6%的患者发生了严重并发症，且不同的重建手术方式之间无明显差异[38]。Bertrand等的报道中19.3%的患者发生了严重并发症，且16%的患者需要再次手术，该组患者在随访期内无死亡病例[5]。许多文献报道大血管重建术后2年通畅率超过80%（表7-1）。动脉重建后的通畅率更高一些，Radaelli及Schwarzbach等报道通畅率均为89%（表7-1）[4, 21, 27]。

表7-1中的一些文献报道了RPS联合大血管切除的长期生存率，但因为该病本身为罕见病，不同的研究手术方案也存在明显差异，致使这些生存率相关资料的意义有限，不同研究结果也难以相互比较。

八、总结

尽管在手术操作技术方面难度很大，但RPS累及大血管不是根治性切除手术的禁忌证。沿血管外膜分离将肿物完整切除是首选的手术方案。但对于血管原发性肉瘤及RPS继发累及大血管的患者，为了提高手术彻底性，肿瘤联合相关血管整体切除可能是更适合的选择。每个患者都应该根据其具体情况进行全面细致的评估，制订个体化的适宜手术方案，包括切除范围及血管重建的方式。需考虑因素包括肿瘤的生物学特性、预期生存期及并发症发生率。因此，强烈建议RPS拟行肿瘤联合血管切除时，术前应经过多学科讨论，手术应在有经验的专业化的医疗机构进行。

参考文献

［1］GHOSH J，BHOWMICK A，BAGUNEID M. Oncovascular surgery［J］. Eur J Surg Oncol，2011，37（12）：1017-1024.

［2］FAIRWEATHER M，WANG J，JO VY，et al. Surgical management of primary retroperitoneal sarcomas：rationale for selective organ resection［J］. Ann Surg Oncol，2018，25（1）：98-106.

［3］GRONCHI A，STRAUSS DC，MICELI R，et al. Variability in patterns of recurrence after resection of primary retroperitoneal sarcoma（RPS）：a report on 1007 patients from the multi-institutional collaborative RPS working group［J］. Ann Surg，2016，263（5）：1002-1009.

［4］WORTMANN M，ALLDINGER I，BÖCKLER D，et al. Vascular reconstruction after retroperitonealand lower extremity sarcoma resection［J］. Eur J Surg Oncol，2017，43（2）：407-415.

［5］BERTRAND MM，CARRÈRE S，DELMOND L，et al. Oncovascular compartmental resection for retroperitoneal soft tissue sarcoma with vascular involvement［J］. J Vasc Surg，2016，64（4）：1033-1041.

［6］TZANIS D，BOUHADIBA T，GAIGNARD E，et al，Major vascular resections in retroperitoneal sarcoma［J］. J Surg Oncol，2018，117（1）：42-47.

［7］PERL L，VIRCHOW R. Ein Fall von Sarkom der Vena cava inferior［J］. Arch f path Anat，1871，53（4）：378-383.

［8］ITO H，HORNICK JL，BERTAGNOLLI MM，et al. Leiomyosarcoma of the inferior vena cava：survival after aggressive managemen［J］t. Ann Surg Oncol，2007，14（12）：3534-3541.

［9］CANANZI FC，MUSSI C，BORDONI MG，et al. Role of surgery in the multimodal treatment of primary and recurrent leiomyosarcoma of the inferior vena cava［J］. J Surg Oncol，2016，114（1）：44-49.

［10］HOLLENBECK ST，GROBMYER SR，KENT KC，et al. Surgical treatment and outcomes of patients with primary inferior vena cava leiomyosarcoma［J］. J Am Coll Surg，2003，197（4）：575-579.

［11］KIEFFER E，ALAOUI M，PIETTE JC，et al. Leiomyosarcoma of the inferior vena cava：experience in 22 cases［J］. Ann Surg，2006，244（2）：289-295.

［12］WACHTEL H，JACKSON BM，BARTLETT EK，et al．Resection of primary leiomyosarcoma of the inferior vena cava（IVC）with reconstruction：a case series and review of the literature［J］．J Surg Oncol，2015，111（3）：328–333．

［13］MINGOLI A，CAVALLARO A，SAPIENZA P，et al．International registry of inferior vena cava leiomyosarcoma：analysis of a world series on 218 patients［J］．Anticancer Res，1996，16（5B）：3201–3205．

［14］FIORE M，COLOMBO C，LOCATI P，et al．Surgical technique，morbidity，and outcome of primary retroperitoneal sarcoma involving inferior vena cava［J］．Ann Surg Oncol，2012，19（2）：511–518．

［15］WACHTEL H，GUPTA M，BARTLETT EK，et al．Outcomes after resection of leiomyosarcomas of the inferior vena cava：a pooled data analysis of 377 cases［J］．Surg Oncol，2015，24（1）：21–27．

［16］FATIMA J，DUNCAN AA，MALESZEWSKI JJ，et al．Primary angiosarcoma of the aorta，great vessels，and the heart［J］．J Vasc Surg，2013，57（3）：756–764．

［17］SEELIG MH，KLINGLER PJ，OLDENBURG A，et al．Angiosarcoma of the aorta：report of a case and review of the literature［J］．J Vasc Surg，1998，28（4）：732–737．

［18］BÖHNER H，LUTHER B，BRAUNSTEIN S，et al．Primary malignant tumors of the aorta：clinical presentation，treatment，and course of different entities［J］．J Vasc Surg，2003，38（6）：1430–1433．

［19］RUSTHOVEN CG，LIU AK，BUI MM，et al．Sarcomas of the aorta：a systematic review and pooled analysis of published reports［J］．Ann Vasc Surg，2014，28（2）：515–525．

［20］CHICHE L，MONGRÉDIEN B，BROCHERIOU I，et al．Primary tumors of the thoracoabdominal aorta：surgical treatment of 5 patients and review of the literature［J］．Ann Vasc Surg，2003，17（4）：354–364．

［21］SCHWARZBACH MH，HORMANN Y，HINZ U，et al．Clinical results of surgery for retroperitoneal sarcoma with major blood vessel involvement［J］．J Vasc Surg，2006，44（1）：46–55．

［22］POULTSIDES GA，TRAN TB，ZAMBRANO E，et al．Sarcoma resection with and without vascular reconstruction：a matched case–control study［J］．Ann Surg，2015，262（4）：632–640．

［23］HARRISON LE，KLIMSTRA DS，BRENNAN MF．Isolated portal vein involvement in pancreatic adenocarcinoma．A contraindication for resection？［J］Ann Surg，1996，224（3）：342–347．

［24］KELLY KJ，WINSLOW E，KOOBY D，et al．Vein involvement during pancreaticoduodenectomy：is there a need for redefinition of "borderline resectable disease"？［J］J Gastrointest Surg，2013，17（7）：1209–1217．

［25］NORTON JA，HARRIS EJ，CHEN Y，et al．Pancreatic endocrine tumors with major vascular abutment，involvement，or encasement and indication for resection［J］．Arch Surg，2011，146（6）：724–732．

［26］ABDELSATTAR ZM，MATHIS KL，COLIBASEANU DT，et al．Surgery for locally advanced recurrent colorectal cancer involving the aortoiliac axis：can we achieve R0 resection and long–term survival？［J］．Dis Colon Rectum，2013，56（6）：711–716．

［27］RADAELLI S，FIORE M，COLOMBO C，et al．Vascular resection en–bloc with tumor removal and graft reconstruction is safe and effective in soft tissue sarcoma（STS）of the extremities and retroperitoneum [J] . Surg Oncol, 2016, 25（3）: 125-131.

[28] BONVALOT S, RAUT CP, POLLOCK RE, et al. Technical considerations in surgery for retroperitoneal sarcomas: position paper from E-Surge, a master class in sarcoma surgery, and EORTC-STBSG [J] . Ann Surg Oncol, 2012, 19（9）: 2981-2991.

[29] TRANS-ATLANTIC RPS WORKING GROUP. Management of primary retroperitoneal sarcoma （RPS）in the adult: a consensus approach from the Trans-Atlantic RPS Working Group [J] . Ann Surg Oncol, 2015, 22（1）: 256-263.

[30] MACNEILL AJ, GRONCHI A, MICELI R, et al. Postoperative morbidity after radical resection of primary retroperitoneal sarcoma: a report from the Trans-Atlantic RPS Working Group [J] . Ann Surg, 2018, 267（5）: 959-964.

[31] SCHWARZBACH MH, HORMANN Y, HINZ U, et al. Results of limb-sparing surgery with vascular replacement for soft tissue sarcoma in the lower extremity [J] . J Vasc Surg, 2005, 42（1）: 88-97.

[32] CARPENTER SG, STONE WM, BOWER TC, et al. Surgical management of tumors invading the aorta and major arterial structures [J] . Ann Vasc Surg, 2011, 25（8）: 1026-1035.

[33] TSENG JF, RAUT CP, LEE JE, et al. Pancreaticoduodenectomy with vascular resection: margin status and survival duration [J] . J Gastrointest Surg, 2004, 8（8）: 935-949.

[34] RODER JD, STEIN HJ, SIEWERT JR. Carcinoma of the periampullary region: who benefits from portal vein resection? [J] . Am J Surg, 1996, 171（1）: 170-174.

[35] TRANS-ATLANTIC RPS WORKING GROUP. Management of recurrent retroperitoneal sarcoma （RPS）in the adult: a consensus approach from the Trans-Atlantic RPS Working Group [J] . Ann Surg Oncol, 2016, 23（11）: 3531-3540.

[36] MACNEILL AJ, MICELI R, STRAUSS DC, et al. Post-relapse outcomes after primary extended resection of retroperitoneal sarcoma: a report from the Trans-Atlantic RPS Working Group [J] . Cancer, 2017, 123（11）: 1971-1978.

[37] YANAGA K, OKADOME K, ITO H, et al. Graft replacement of pararenal inferior vena cava for leiomyosarcoma with the use of venous bypass [J] . Surgery, 1993, 113（1）: 109-112.

[38] QUINONES-BALDRICH W, ALKTAIFI A, EILBER F, et al. Inferior vena cava resection and reconstruction for retroperitoneal tumor excision [J] . J Vasc Surg, 2012, 55（5）: 1386-1393.

[39] FIORE M, LOCATI P, MUSSI C, et al. Banked venous homograft replacement of the inferior vena cava for primary leiomyosarcoma [J] . Eur J Surg Oncol, 2008, 34（6）: 720-724.

[40] SUZMAN MS, SMITH AJ, BRENNAN MF. Fascio-peritoneal patch repair of the IVC: a workhorse in search of work? [J] . J Am Coll Surg, 2000, 191（2）: 218-220.

[41] DULL BZ, SMITH B, TEFERA G, et al. Surgical management of retroperitoneal leiomyosarcoma arising from the inferior vena cava [J] . J Gastrointest Surg, 2013, 17（12）: 2166-2171.

[42] DAYLAMI R, AMIRI A, GOLDSMITH B, et al. Inferior vena cava leiomyosarcoma: is reconstruction necessary after resection? [J] . J Am Coll Surg, 2010, 210（2）: 185-190.

[43] BOWER TC, NAGORNEY DM, CHERRY KJ JR, et al. Replacement of the inferior vena cava for malignancy: an update [J] . J Vasc Surg, 2000, 31（2）: 270-281.

[44] HARDWIGSEN J, BAQUÉ P, CRESPY B, et al. Resection of the inferior vena cava for

neoplasms with or without prosthetic replacement: a 14-patient series [J]. Ann Surg, 2001, 233（2）: 242-249.

[45] LIM JH, SOHN SH, SUNG YW, et al. Banked vena caval homograft replacement of the inferior vena cava for primary leiomyosarcoma [J]. Korean J Thorac Cardiovasc Surg, 2014, 7（5）: 473-477.

[46] DI BENEDETTO F, D'AMICO G, MONTALTI R, et al. Banked depopulated vena caval homograft: a new strategy to restore caval continuity [J]. Surg Innov, 2012, 19（1）: NP5-NP9.

[47] FAENZA A, FERRARO A, GIGLI M, et al. Vascular homografts for vessel substitution in skeletal and soft tissue sarcomas of the limbs [J]. Transplant Proc, 2005, 37（6）: 2692-2693.

[48] MATSUSHITA M, KUZUYA A, MANO N, et al. Sequelae after limb-sparing surgery with major vascular resection for tumor of the lower extremity [J]. J Vasc Surg, 2001, 33（4）: 694-699.

（译者：赵宗刚，校对：王天宝）

第八章 复发性腹膜后脂肪肉瘤的处理策略

Elisabetta Pennacchioli，Massimo Barberis，Stefania Rizzo

一、概述

原发性腹膜后脂肪肉瘤（retroperitoneal liposarcoma，RLPS）即使已行根治性切除，其术后总体的局部/腹部复发依然常见。此外，RLPS的局部复发是最常见的死亡原因，高达75%的死亡病例并未发生远处转移[1-2]。相当多的复发出现得较晚，甚至发生于肿瘤切除5年之后。对于软组织肉瘤而言，组织学亚型和完整切除是无复发生存率（recurrence free survival，RFS）和总生存率（overall survival，OS）最重要的预测因素，对复发患者的结局也有重要影响。

由于腹膜后肉瘤（retroperitoneal sarcoma，RPS）手术入路的复杂性，原发肿瘤切除不完全或原发肿瘤切除后复发的患者，通常转诊到对治疗肉瘤具有丰富经验的第三方医疗机构。然而，即使在这些肉瘤诊疗中心，对于这些患者的优化治疗方案仍存争议。临床医生和患者面对复发或残留的RLPS，治疗决策的选择颇具挑战性，来自文献的数据不能完全识别预后特征，因此，也不能指导患者做出选择。

众所周知，RPS占所有肉瘤的15%，其中50%是RLPS。原发性RPS切除术后，不同组织学亚型有不同的复发模式和复发时间，组织学亚型在复发性RPS中的分布也不同于原发性RPS[1-6]，我们可以假设这一规律也适用于RLPS。多数研究认为即使低级别RLPS如行相对保守的外科手术，其OS也会低于扩大手术。这是另一个有争论的话题，基于大量最新的研究证据表明，扩大手术更适用于中-低分化肿瘤。一般来说，复发性RPS比原发性RPS预后更差[7]。

二、复发性腹膜后脂肪肉瘤的生物学行为

从临床上来看，所有RPS组织学亚型的复发率和复发模式均与下述几个因素相关：患者特征、肿瘤特征和手术范围。RLPS预后的主要生物学特征是组织学亚型、组织分级和初次手术

切缘状态[5, 7-9]。

1. 组织学亚型

根据WHO软组织和骨肿瘤分级标准，肿瘤组织学亚型如下：分化良好的脂肪肉瘤（well-differentiated liposarcima，WDLPS），去分化型脂肪肉瘤（dedifferentiated liposarcima，DDLPS），黏液样脂肪肉瘤（myxoid liposarcima，MLPS），多形性脂肪肉瘤（pleomorphic liposarcoma，PLPS），混合细胞性脂肪肉瘤（mixed cell liposarcoma，MCLPS）。MCLPS具有黏液性/圆形细胞脂肪肉瘤和分化良好/去分化混合的特征，或黏液性/圆形细胞和多形性脂肪肉瘤的特征。

每种组织类型与独一的基因突变和组织形态学相关，并最终影响其行为。DDLPS和MCLPS是高级别肿瘤，低级别肿瘤包括WDLPS、MLPS和圆形细胞亚型。如果MLPS中超过5%肿瘤细胞是圆形细胞，则认为是高级别肿瘤。

（1）原发性腹膜后脂肪肉瘤不同亚型的发病率

在原发性脂肪肉瘤的不同亚型中，WDLPS约占50%，DDLPS占20%~37%，黏液样/圆形细胞类型小于3%[1-6]。5年OS腹膜后WDLPS为87%，而DDLPS G3仅为41%。5年局部累积复发率DDLPS G3为33%，DDLPS G2为44%，WDLPS为18%[2]。

业已证明组织学亚型是局部复发和远处转移最重要的预测因素，因此，接受脂肪肉瘤手术的患者可根据WHO组织学亚型进行危险度分层[10-16]。

（2）分化良好的脂肪肉瘤

WDLPS可见位于12q14-15的MDM2基因持续扩增，并伴随临近基因，如SAS、CDK4和HMGIC基因的扩增。在脂肪瘤中不存在12q14-15扩增，因此检测这种扩增可区分WDLPS和良性脂肪瘤。与非典型脂肪性肿瘤相比，腹膜后WDLPS的特征在于局部复发率>40%和总死亡率>80%。

（3）去分化脂肪肉瘤

荧光原位杂交分析证实去分化型脂肪肉瘤*MDM2*基因扩增，但后者也见于WDLPS[3]。DDLPS既具有局部侵袭性，又具有远处转移潜能。局部复发率和远处转移率分别为40%~80%和15%~20%。通常认为DDLPS是一种双相性恶性脂肪细胞肿瘤，包括完全分化良好型、具有去分化成分的分化良好型（有时在同一肿瘤中存在多种成分）及罕见的没有分化良好成分的去分化型[12]。

约90%的病例为原发性DDLPS，而约10%为复发性WDLPS。临床上，可能存在一个长期稳定的脂肪肿瘤突然增大的病史。WDLPS可转化为DDLPS，但机制尚不清楚（图8-1）。

Singer等报道了99例WDLPS病例中有39例出现了至少一处局部复发，其中32例（83%）复发为WDLPS，7例（17%）为高级别DDLPS；WDLPS第一次复发后，第二次复发仍然是

WDLPS的占56%，转化为DDLPS的占44%，提示每次复发都有基因突变的存在[17]。除了组织学分级外，肌源性分化也是腹膜后DDLPS的预后因子[18]。

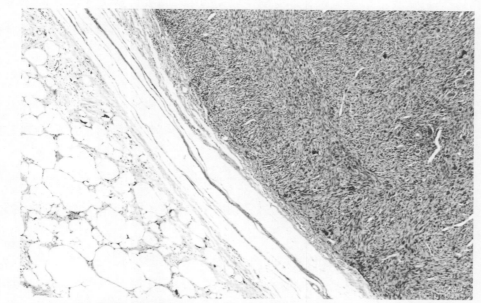

图8-1　高级别的纺锤形细胞肉瘤（去分化脂肪肉瘤）含有向高分化脂肪肉瘤转化的证据

2. 肿瘤分级的作用

众所周知，肿瘤侵袭性越高，肿瘤复发和死亡的风险越高[16]。跨大西洋腹膜后肉瘤协作组（Trans-Atlantic Retroperitoneal Sarcoma Working Group，TARPSWG）报告了一组最大宗的病例资料，包括所有组织学亚型的原发性RPS，共计1 007患者，结果显示肿瘤分级与局部复发、远处转移和总体生存率相关。本组资料的亚组分析显示，基于Federation Nationale des Centres de LutteCntre le Cancer（FNCLCC）分级诊断标准，共有370例DDLPS，其治疗失败模式与FNCLCC分级有关。DDLPS G2的8年OS为50%，局部复发风险为50%，远处转移风险<10%；而DDLPS G3的8年OS为30%，局部复发风险为35%，远处转移风险为30%[1]。

Neuhaus等报告高级别的原发性RLPS与局部复发增高（HR=2.48，P=0.035）及更差的疾病特异性生存相关（HR=4.14，P=0.005）[19]。纪念斯隆-凯特林癌症中心的研究专注于所有类型的脂肪肉瘤，98例原发性RLPS患者，5年局部RFS在高级别RLPS为25%，低级别RLPS为49%（RR=1.9，P=0.01）[11]。在紧跟其后的一项RLPS研究中（n=177），纪念斯隆-凯特林癌症中心Singer等采用单因素分析方法证实原发肿瘤分级与局部复发的时间相关，可惜不是多变量分析得出的结论[17]。Grobmyer等报道，与低级别肿瘤相比，高级别肿瘤复发后总生存率更差（HR=5.3，P=0.0001）[13]。但在Park等更大的一项研究中发现，61例患者接受初次复发切除手术，初次复发的肿瘤分级不影响以后的局部无复发生存率[20]。

3. 手术切缘的影响

目前大部分研究认为手术切缘状态是与复发相关的第三重要因素，尽管RLPS的肿瘤学结局与边缘状态的相关性仅基于有限的证据。值得一提的是，目前阳性切缘的定义尚存争议，包括显微镜下阳性或大体标本阳性。

然而，通常情况下，显著的边缘阳性与局部复发风险增高相关，但显微镜下切缘阳性不一定导致局部复发风险增高[21]。这主要与评价手术切缘状态的取样方法缺乏统一标准有关。肿块通常很大，即使手术医生在场也很难定位风险高的切缘部位。目前正在努力制定标准化流程，但是到目前为止仅可提供带有缺陷的有限数据资料。

为了克服这一局限性，大多数研究都只是分开明显切除不全（R2）的患者与肉眼切除完整的患者（R0~R1），很显然，接受R2切除的患者预后更差。然而，一些研究试图分开R0和R1切除，但不出所料，其结果存在矛盾。

目前，判定手术切除范围是否足够仅基于大体标本切除完整与否。为进一步提高判断指标的科学性，正在共同努力增加显微镜下边缘状态信息，但这距离确立标准还有很长的路要走。

三、复发性腹膜后脂肪肉瘤的处理

已证实对仔细选择的病例，复发性疾病的再次切除可延长OS，但是需要在切除潜在获益和手术相关并发症及死亡风险之间做出选择[1]。疑似局部复发的检查手段与原发性RLPS相似，还要做多学科评价[5, 7, 9, 22-28]。TARPSWG已经发布针对复发患者的多学科管理指南（表8-1和表8-2）[7]。复发部位一般分为：a局部（在原发RPS位置或同侧的腹膜后）；b多病灶/对侧腹膜后；c包含a和b（图8-2—图8-7）。复发的时间间隔是重要的因子，可反映肿瘤的生物学特性，与总生存率相关。

1. 术前计划

对疑似复发的患者进行初次评估需要仔细回顾先前的治疗方案，包括原发疾病和之前任何复发病灶的治疗[1, 11, 20]。与原发性RPS相似，增强CT扫描评估肿瘤受累程度非常关键。磁共振成像仪对盆腔肿瘤的诊断颇有价值，而PET扫描价值有限。

表8-1　成人复发性腹膜后肉瘤治疗指南（改编自参考文献［7］）

多学科病例讨论	肿瘤外科专家 内科专家 肿瘤放疗科专家 病理科专家 放射科专家
影像学	原发性RPS切除前影像学检查 术后基线影像评估切除情况 CT–CAP 　－复发性疾病的范围和进展程度 　－复发模式（局部复发 vs 腹腔复发） 　－进展速度 MRI 盆腔肿瘤；骨、腰大肌、斜肌或椎孔附近/内的肿瘤 PET扫描 　－腹部病变的代谢活性程度
病理	原发肿瘤经病理学家复查 　－分子亚型
经皮核心组织活检	获得确定性诊断 指导术前药物治疗 作为转化研究或临床研究的一部分
患者评估	症状和身体状况 既往腹部切口 肾功能和营养状况
既往治疗的回顾	手术记录 复发距上一次手术时间 排除先前肉眼可见的完全切除的因素 以前的病理报告 以前的手术分类 　①宏观完整（整块切除） 　②肉眼不全（手术报告标注大体残留病灶或术后即刻横断面成像） 　③分片切除、肿瘤破裂或肿瘤分碎术 先前放射治疗或全身治疗

CT–CAP，口服和静脉造影剂增强胸、腹和骨盆CT。

　　经皮穿刺活检可确诊是否复发，因为复发可能被误诊为其他情况，例如放射相关性肉瘤；活检病理还可以确定潜在的组织学亚型。另外，在复发不能切除或在考虑术前治疗的患者，拟行姑息性全身化疗或放射治疗之前也需要活检病理诊断[1, 5, 11, 22-28]。

表8-2　腹膜后脂肪肉瘤手术切除的患者选择（改编自参考文献［7］）

腹腔复发	局部孤立性复发	大体标本完整切除，即治愈
	WDLPS的原手术野内局部复发	两次手术之间的时间间隔长短，选择更适合的目标人群
	腹腔内多发性病灶	病例选择需非常谨慎，避免并发症与保存器官功能　目标：姑息性治疗
	组织病理学亚型	WDLPS适合再次切除
远处复发	寡转移性复发	转移灶切除
	同时性腹腔和远处复发	禁忌手术，考虑全身性治疗
术前治疗	新辅助治疗	DDLPS患者采取细胞毒和（或）全身靶向治疗
	术前EBRT	无既往ERBT史的孤立性复发患者
术后全身性治疗和其他局部治疗	预防性全身治疗	作用未被证实
	近距离放射治疗或术后EBRT	作用未被证实
	IORT	证据水平低
	区域性热疗	作用未被证实
不适合治愈性切除患者	细胞毒药物和（或）全身靶向治疗	随后再次考虑切除
	姑息性手段	ERBT，控制症状的R2切除

WDLPS：高分化型脂肪肉瘤，DDLPS：去分化脂肪肉瘤，ERBT：外放射治疗，IORT：术中放射治疗。

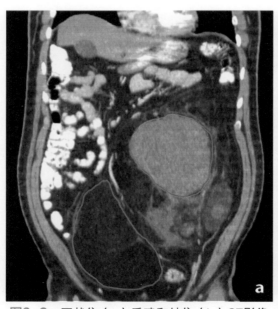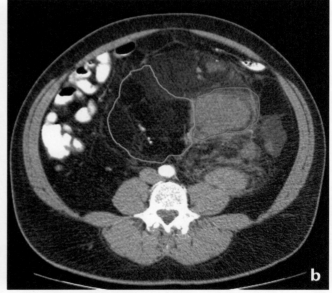

图8-2　冠状位（a）重建和轴位（b）CT影像，显示诊断时左侧腹膜后肿块，伴有分化良好的脂肪成分（蓝线）和去分化的实性成分（红线）

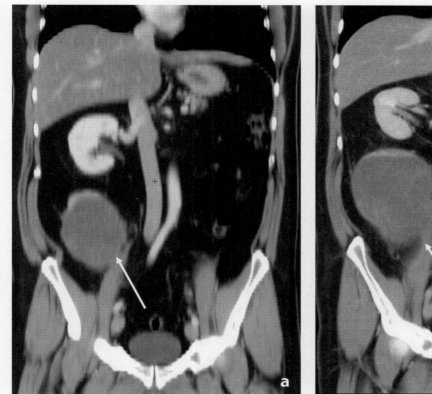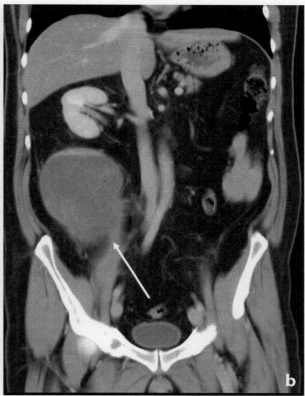

图8-3　3年后CT扫描冠状位重建（a），显示右侧腹膜后复发灶（箭头），随访6个月后肿块增大（b）

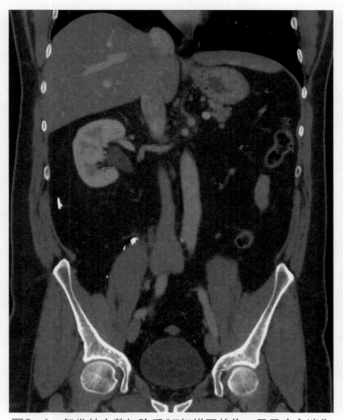

图8-4　复发灶完整切除后CT扫描冠状位，显示病变消失

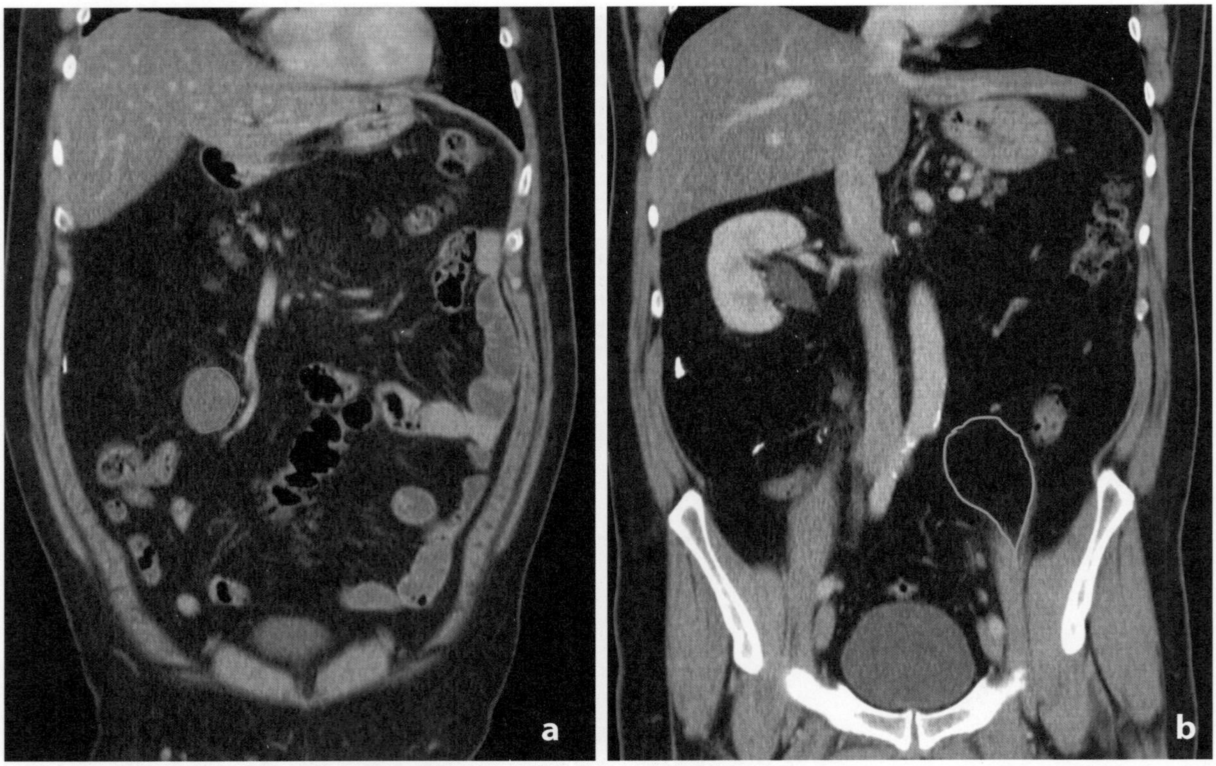

图8-5 最后一次手术两年后CT扫描冠状位重建，显示右侧复发病灶（a），伴有去分化高密度实性团块（红线），左侧复发病灶（b），伴有分化良好的低密度脂肪成分（蓝线）

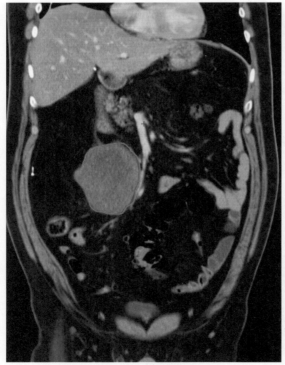

图8-6 冠状位重建显示右侧复发，呈实性去分化生长表现

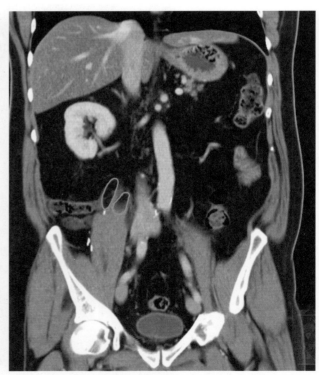

图8-7 手术切除复发病灶数月后复查CT扫描冠状位重建，显示沿右侧腰大肌表面分布的分化良好的复发灶（蓝线）

2. 外科原则

对孤立的局部复发患者而言，手术原则同原发性RPS，但应进一步考虑一些因素：患者病史、部位、组织类型、肿瘤分级和复发时间[20, 27-31]。手术目的是根治性的，应包括整块切除相邻受累器官。众所周知，复发性RLPS的手术颇具挑战性，因为存在粘连、正常解剖变异和由于初次手术失去组织间正常的解剖层面。

TARPSWG将1 007例患者的原始数据进行子集分析，对包括所有组织学亚型在内的复发患者予以研究，结果显示那些接受第一次局部复发手术的患者5年生存率高于不接受者（43% vs 11%，$P<0.001$）；第一次局部复发切除后，再次局部复发的累积发生率，术后2年为40%，5年为58%；而累积的远处转移率，术后2年为12%，5年为16%[7]。

众所周知，随着每一次局部复发，完整切除率会显著降低。考虑到所有的组织类型，包括适应切除的WDLPS和DDLPS在内，完全切除率下降可能反映了多次腹部手术的技术难度增大和复发性疾病更具侵袭性的生物学特性。

纪念斯隆-凯特林癌症中心报道231例RPS患者的诊治经验，原发RPS、第一次、第二次和第三次复发后的完整切除率分别为80%、57%、33%和14%[28]。Grobmyer等人的研究包括78例患者，结果与上述报道类似，第一次、第二次和第三次复发后的完整切除率分别为60%、39%和36%[13]。

3. 手术时机

第一次局部复发和再次手术时间反映了RLPS的生物学特性。为了测定肿瘤的生物学行为，建议对于较小的无症状肿瘤患者给予一个观察期和序列成像检查。

由于长期无病生存的概率很低，一个观察间期可能有助于选择适合手术切除的患者。这在几项回顾性研究中也得到支持，一个较长的复发及手术间隔时间与更好的肿瘤学结果相关。

在TARPSWG处理初次复发RPS的系列研究中，219例患者局部复发的中位时间为23个月，大多数患者为脂肪肉瘤（80%）。多变量分析显示，第一次局部复发和手术之间有更长的时间间隔是有较高总生存率的预测因素。这些数据表明，复发的时间间隔对于识别具有良好肿瘤生物学特征的患者非常重要，这将有利于手术切除[7]。

在一份专门针对局部复发性脂肪肉瘤的报告中，纪念斯隆-凯特林癌症中心报告了105例患者，原发性RLPS完整切除后至少有一处复发。在这项研究中，58%的患者初次局部复发获得完整切除。局部复发性肿瘤生长速率的计算是由肿瘤大小除以从初次切除到第一局部复发的时间（以月为单位）。肿瘤大小被定义为孤立病灶的最大横径和多个病灶最大横径的总和。对局部复发灶增长率小于0.9cm/月的RLPS患者，局部复发切除后，局部无复发生存率（RFS）明显改善（HR=2.70，$P<0.001$）；中位疾病特异生存期更长（100个月 vs 21个月）[20]。基于这些结

果，"每月1厘米规则"成为一个有用的工具，用于衡量肿瘤的生长速度，肿瘤生长速率低的患者适宜再次行手术治疗。

4. 多灶性肿瘤和肉瘤病

多灶性局部复发见于47%~57%的局部复发患者[30]。手术切除通常为针对有症状患者的姑息治疗，即使如此也颇具挑战性。

Tseng等报告，在单发的RLPS（WDLPS和DDLPS）患者中，57%的病例会出现多灶性局部复发。在这些患者中，大约20%为远离原来手术区域的肿瘤复发。有趣的是，以前的分片切除/R2切除或多器官手术并不能预测多灶性复发或手术区域外的复发[12]。

Van Dalen等人报告，77名患者接受了RPS完整切除，42%的病例出现局部复发，其中62%为脂肪肉瘤，近一半为多灶性复发，单发病灶和多发病灶的5年生存率分别为58%和20%（P=0.01）[9]。然而，Grobmyer等人的多变量分析并未显示多发病灶影响OS[13]。

判断多灶性复发和腹腔肉瘤病颇为重要，在Anaya等的研究中，多灶性RLPS患者占42%，多变量分析显示病灶数目>7与更糟糕的OS相关，不完整的减瘤术和化疗不会改善OS。因为单灶性和病灶个数≤7的脂肪肉瘤患者比病灶数>7的患者有更好的预后，作者建议，病灶数超过7的患者可以定义腹腔肉瘤病[31]。

几项研究探讨复发性RLPS行细胞减灭术联合或不联合腹腔化疗的效果。大多数研究包括多种组织学亚型的肉瘤，例如脂肪肉瘤和胃肠道间质瘤。在米兰Istituto Nazionale Tumori的一项研究中，37例肉瘤病患者接受了减瘤手术和热灌注腹腔内化疗。继发于RLPS的肉瘤病患者（n=13）预后最好（中位生存期，34个月），局部无复发生存率为12个月。然而，所有13名患者都出现了腹腔复发[32]。MD安德森癌症中心报告了两个第一阶段试验结果，包括细胞减灭术和热灌注腹腔内化疗的试验（n=28），结果显示后者具有明显毒性，其临床获益有限[33]。

5. 不可切除的病灶

Shibata等的研究包含55例不可根治性切除的RLPS患者，其中26例为复发患者，后者有19例接受了病灶的不完全切除。结果显示中位复发时间大于24个月的患者较小于24个月者，中位OS更长（26个月 vs 10个月，P=0.02）。作者认为不完整的手术切除可为一些特定的患者带来生存获益[34]。

已证明切除远处转移灶可显著改善疾病特异生存率，然而，对于同时伴有局部复发和远处转移的患者，应避免不完整切除。对于伴有不可切除病灶的患者，WDLPS/DDLPS的全身治疗有一定的疗效。Italiano等对11家医疗机构208例无法切除或转移性脂肪肉瘤患者进行回顾性分析，其中161例RLPS，含蒽环类方案的客观反应率更高；WDLPS和DDLPS之间的客观反应率无差别（13% vs 12%，P=0.9）；中位总生存期WDLPS为33.5个月，DDLPS为13.9个月[35]。

四、放疗

和原发性RLPS相比，对复发性或残留性RLPS予以辅助放疗的作用存在颇多争议。迄今为止，关于放射治疗在复发性RLPS中使用情况的数据均来自对不同组织分型和处理方法的回顾性研究。接受放疗的复发患者在以前均没接受过放疗，病理类型主要是腹膜后DDLPS。

在TARPSWG的系列研究中，首次局部复发的腹膜后肉瘤患者接受放疗、化疗均没有改善其临床结局，这种情况在RLPS亚组同样存在[7]。

Hamilton等报道复发性或残留性腹膜后肉瘤患者再次手术切除联合放疗的5年局部复发率和OS分别为56%和57%，这与不使用放疗没有明显差异[25]。

如果在复发性或残留性肿瘤再次手术前予以电子束放射治疗，则具有原位靶向的优势。

五、系统性治疗

通常不建议对可切除的局部复发RLPS予以系统治疗，特别是WDLPS，因为缺乏证据支持。皇家玛斯登医院进行一项回顾性研究，88例脂肪肉瘤患者，其中38例RLPS，均予以系统性化疗，客观反应率WDLPS为0，DDLPS为25%；无进展生存期则分别为11个月和2个月[36]。

有待更有效的系统性治疗新方法来满足这些患者的治疗需要。一旦发现某个特定的生物学特征，则有可能提供靶向治疗机会。然而，这些特征相对稀缺，而且每个亚型有不同的分子和遗传特点，这些因素制约新疗法的发展[37-38]。最近癌症基因组图谱重点分析了六种主要的成人软组织肉瘤，包括DDLPS[39]。为了确定致癌因素和潜在的治疗靶点，研究者对mRNA、miRNA、DNA序列、甲基化和拷贝数变异做了基因组分析。在对50例DDLPS研究中，发现与复发相关的拷贝数增加和缺失，主要在ATRX，其表达可能是CDK4抑制剂产生反应所必需的。ATRX可以作为抗CDK4试验的生物标志物。同样，Jun扩增也可能成为治疗靶点。

另一个正在探讨的领域是对这种疾病予以免疫治疗的潜在可行性。肿瘤免疫反应的评价可能提供新的治疗机会，评价方法包括PD-1和PD-L1表达、肿瘤浸润淋巴细胞和肿瘤微环境检测[40-41]。在SARCO28研究中，对于未分化多形性肉瘤和DDLPS患者，派姆单抗（pembrolizumab）表现出令人鼓舞的临床效果[42]。

总之，RLPS包含了许多不同的亚型，具有独特的生物学和临床行为。最近对于亚型特异性生物学的进一步认识，有可能促使人们发现新的治疗靶点。

参考文献

[1] GRONCHI A，STRAUSS DC，MICELI R，et al. Variability in patterns of recurrence after

resection of primary retroperitoneal sarcoma（RPS）：a report on 1007 patients from the multi-institutional collaborative RPS working group［J］．Ann Surg，2016，263（5）：1002-1009.

［2］GRONCHI A，MICELI R，ALLARD MA，et al．Personalizing the approach to retroperitoneal soft tissue sarcoma：histology-specific patterns of failure and postrelapse outcome after primary extended resection［J］．Ann Surg Oncol，2015，22（5）：1447-1454.

［3］TAN MC，BRENNAN MF，KUK D，et al．Histology-based classification predicts pattern of recurrence and improves risk stratification in primary retroperitoneal sarcoma［J］．Ann Surg，2016，263（3）：593-600.

［4］BONVALOT S，RIVOIRE M，CASTAING M，et al．Primary retroperitoneal sarcomas：a multivariate analysis of surgical factors associated with local control［J］．J Clin Oncol，2009，27（1）：31-37.

［5］GRONCHI A，LO VULLO S，FIORE M，et al．Aggressive surgical policies in a retrospectively reviewed single-institution case series of retroperitoneal soft tissue sarcoma patients［J］．J Clin Oncol，2009，27（1）：24-30.

［6］LEHNERT T，CARDONA S，HINZ U，et al．Primary and locally recurrent retroperitoneal soft-tissue sarcoma：local control and survival［J］．Eur J Surg Oncol，2009，35（9）：986-993.

［7］TRANS-ATLANTIC RPS WORKING GROUP．Management of recurrent retroperitoneal sarcoma（RPS）in the adult：a consensus approach from the Trans-Atlantic RPS Working Group［J］．Ann Sur Oncol，2016，23（11）：3531-3540.

［8］GRONCHI A，CASALI PG，FIORE M，et al．Retroperitoneal soft tissue sarcomas：patterns of recurrence in 167 patients treated at a single institution［J］．Cancer，2004，100（11）：2448-2455.

［9］VAN DALEN T，HOEKSTRA HJ，VAN GEEL AN，et al．Locoregional recurrence of retroperitoneal soft tissue sarcoma：second chance of cure for selected patients［J］．Eur J Surg Oncol，2001，27（6）：564-568.

［10］FLETCHER CDM，BRIDGE JA，HOGENDOORN PCW，et al．WHO classification of tumors of soft tissue and bone［M］．4th edn．Lyon：IARC Press，2013.

［11］LINEHAN DC，LEWIS JJ，LEUNG D，et al．Influence of biologic factors and anatomic site in completely resected liposarcoma［J］．J Clin Oncol，2000，18（8）：1637-1643.

［12］TSENG WW，MADEWELL JE，WEI W，et al．Locoregional disease patterns in welldifferentiated and dedifferentiated retroperitoneal liposarcoma：implications for the extent of resection?［J］．Ann Surg Oncol，2014，21（7）：2136-2143.

［13］GROBMYER SR，WILSON JP，APEL B，et al．Recurrent retroperitoneal sarcoma：impact of biology and therapy on outcomes［J］．J Am Coll Surg，2010，210（5）：602-608.

［14］DE SANCTIS R，GIORDANO L，COLOMBO C，et al．Long-term follow-up and post-relapse outcome of patients with localized retroperitoneal sarcoma treated in the Italian Sarcoma Group-Soft Tissue Sarcoma（ISG-STS）Protocol 0303［J］．Ann Surg Oncol，2017，24（13）：3872-3879.

［15］DEI TOS AP．Liposarcomas：diagnostic pitfalls and new insights［J］．Histopatholog，2014，64（1）：38-52.

［16］YANG JY，KONG SH，AHN HS，et al．Prognostic factors for reoperation of recurrent retroperitoneal sarcoma：the role of clinicopathological factors other than histologic grade［J］．J Surg Oncol，2015，111（2）：165-172.

［17］SINGER S，ANTONESCU CR，RIEDEL E，et al. Histologic subtype and margin of resection predict pattern of recurrence and survival for retroperitoneal liposarcoma［J］. Ann Surg，2003，238（3）：358-370；discussion 370-371.

［18］GRONCHI A，COLLINI P，MICELI R，et al. Myogenic differentiation and histologic grading are major prognostic determinants in retroperitoneal liposarcoma［J］. Am J Surg Pathol，2015，39（3）：383-393.

［19］NEUHAUS SJ，BARRY P，CLARK MA，et al. Surgical management of primary and recurrent retroperitoneal liposarcoma［J］. Br J Surg，2005，92（2）：246-252.

［20］PARK JO，QIN LX，PRETE FP，et al. Predicting outcome by growth rate of locally recurrent retroperitoneal liposarcoma：the one centimeter per month rule［J］. Ann Surg，2009，250（6）：977-982.

［21］STAHL JM，CORSO CD，PARK HS，et al. The effect of microscopic margin status on survival in adult retroperitoneal soft tissue sarcomas［J］. Eur J Surg Oncol，2017，43（1）：168-174.

［22］GYORKI DE，BRENNAN MF. Management of recurrent retroperitoneal sarcoma［J］. J Surg Oncol，2014，109（1）：53-59.

［23］HASSAN I，PARK SZ，DONOHUE JH，et al. Operative management of primary retroperitoneal sarcomas：a reappraisal of an institutional experience［J］. Ann Surg，2004，239（2）：244-250.

［24］LOCHAN R，FRENCH JJ，MANAS DM. Surgery for retroperitoneal soft tissue sarcomas：aggressive re-resection of recurrent disease is possible［J］. Ann R Coll Surg Engl，2011，93（1）：39-43.

［25］HAMILTON TD，CANNELL AJ，KIM M，et al. Results of resection for recurrent or residual retroperitoneal sarcoma after failed primary treatment［J］. Ann Surg Oncol，2017，24（1）：211-218.

［26］MACNEILL AJ，MICELI R，STRAUSS DC，et al. Post-relapse outcomes after primary extended resection of retroperitoneal sarcoma：a report from the Trans-Atlantic RPS Working Group［J］. Cancer，2017，123（11）：1971-1978.

［27］GRONCHI A，MICELI R，COLOMBO C，et al. Frontline extended surgery is associated with improved survival in retroperitoneal low-to intermediate-grade soft tissue sarcomas［J］. Ann Oncol，2012，23（4）：1067-1073.

［28］LEWIS JJ，LEUNG D，WOODRUFF JM，et al. Retroperitoneal soft-tissue sarcoma：analysis of 500 patients treated and followed at a single institution［J］. Ann Surg，1998，228（3）：355-365

［29］FAIRWEATHER M，GONZALES RJ，STRAUSS D，et al. Current principles of surgery for retroperitoneal sarcomas［J］. J Surg Oncol，2018，117（1）：33-41.

［30］BAGARIA SP，GABRIEL E，MANN GN. Multiply recurrent retroperitoneal liposarcoma［J］. J Surg Oncol，2018，117（1）：62-68.

［31］ANAYA DA，LAHAT G，LIU J，et al. Multifocality in retroperitoneal sarcoma：a prognostic factor critical to surgical decision-making［J］. Ann Surg，2009，249（1）：137-142.

［32］BARATTI D，PENNACCHIOLI E，KUSAMURA S，et al. Peritoneal sarcomatosis：is there a subset of patients who may benefit from cytoreductive surgery and hyperthermic intraperitoneal chemotherapy［J］. Ann Surg Oncol，2010，17（12）：3220-3228.

［33］LIM SJ，CORMIER JN，FEIG BW，et al. Toxicity and outcomes associated with surgical cytoreduction and hyperthermic intraperitoneal chemotherapy（HIPEC）for patients with sarcomatosis［J］. Ann Surg Oncol, 2007, 14（8）: 2309-2318.

［34］SHIBATA D, LEWIS JJ, LEUNG DH, et al. Is there a role for incomplete resection in the management of retroperitoneal liposarcomas?［J］. J Am Coll Surg, 2001, 193（4）: 373-379.

［35］ITALIANO A, TOULMONDE M, CIOFFI A, et al. Advanced well-differentiated/dedifferentiated liposarcomas: role of chemotherapy and survival［J］. Ann Oncol, 2012, 23（6）: 1601-1607.

［36］JONES RL, FISHER C, AL-MUDERIS O, et al. Differential sensitivity of liposarcoma subtypes to chemotherapy［J］. Eur J Cancer, 2005, 41（18）: 2853-2860.

［37］BEN SALHA I, ZAIDI S, NOUJAIM J, et al. Rare aggressive behavior of MDM2-amplified retroperitoneal dedifferentiated liposarcoma, with brain, lung and subcutaneous metastases［J］. Rare Tumors, 2016, 8（3）: 6282.

［38］PATEL RB, LI T, LIAO Z, et al. Recent translational research into targeted therapy for liposarcoma［J］. Stem Cell Investig, 2017, 4: 21.

［39］CANCER GENOME ATLAS RESEARCH NETWORK. Comprehensive and integrated genomic characterization of adult soft tissue sarcomas［J］. Cell, 2017, 171（4）: 950-965.

［40］KOVATCHEVA M, LIU DD, DICKSON MA, et al. MDM2 turnover and expression of ATRX determine the choice between quiescence and senescence in response to CDK4 inhibition［J］. Oncotarget, 2015, 6（10）: 8226-8243.

［41］RICCIOTTI RW, BARAFF AJ, JOUR G, et al. High amplification levels of MDM2 and CDK4 correlate with poor outcome in patients with dedifferentiated liposarcoma: a cytogenomic microarray analysis of 47 cases［J］. Cancer Genet, 2017: 69-80, 218-219.

［42］TAWBI HA, BURGESS M, BOLEJACK V, et al. Pembrolizumab in advanced soft-tissue sarcoma and bone sarcoma（SARC028）: a multicentre, two-cohort, single-arm, open-label, phase 2 trial［J］. Lancet Oncol, 2017, 18（11）: 1493-1501.

（译者：贾文焯，校对：王天宝）

第九章 其他复发性腹膜后肉瘤的处理方法

Marco Rastrelli，Saveria Tropea，Carlo Riccardo Rossi

一、概述

腹膜后的解剖学特点包括：①缺少保证安全手术切缘的边界；②临近重要结构与内脏器官；③无症状的巨大肿块。这些特点与肉瘤的生物异质性共同导致腹膜后软组织肉瘤（RPS）的治疗具有一定的挑战性。由于扩大切除边缘的制约，腹膜后肉瘤比较容易局部复发[1-13]。而且，不同的组织学亚型和分级都有不同的复发模式和时间，生物学行为的跨度也比较广泛，从无潜在转移到局部复发，再到远处复发[2, 13-14]。与脂肪肉瘤不同的是，其他腹膜后肉瘤非常罕见，主要的组织学亚型分为：平滑肌肉瘤（LMS）、孤立性纤维瘤（SFT）、恶性外周神经鞘瘤（MPNST）、滑膜肉瘤（SS）和未分化的多形性肉瘤（UPS）。虽然存在比较大的异质性，但在这些分型中，平滑肌肉瘤和孤立性纤维瘤最为常见[2-4, 10-11, 13, 15-17]。

一般来说，中、高级别肿瘤比低级别肿瘤的局部复发率更高。复发性腹膜后肉瘤的预后更差。事实上，很多复发患者都可以再次手术，对部分患者来说可以延长生存和缓解症状，但是再次手术并发症发生率和死亡率均较高。实际上，局部复发及其治疗的负面效应是局部复发性腹膜后肉瘤患者最常见的死因之一。尽管存在组织学亚型的差异，但肿瘤生物学、肿瘤组织级别和手术切除的宏观完整性依然是决定患者长期生存的主要因素。当然，再次手术后，这些预后因素对长期生存的影响会有所减弱[2, 5-6, 13-15, 17-19]。而且，除脂肪肉瘤之外的原发性和复发性腹膜后肉瘤，尤其是平滑肌肉瘤的系统性风险很高。转移性腹膜后肉瘤既包含了全身性疾病，也包含了腹腔多病灶的疾病或肉瘤病。如果不采取多模式治疗，转移性腹膜后肉瘤的生存结局不理想，中位总生存期为16个月[13, 20]。

所有这些特点均导致对腹膜后肉瘤的治疗难达共识，也突显为每个患者量身定制治疗方案的必要性。目前，已经有一些分析复发性腹膜后肉瘤患者复发模式和治疗结果的相关研究。但是大部分都是一些小型的回顾性研究，缺少后续的随访，研究结果千差万别。为了更好地指导肉瘤专家治疗复发性腹膜后肉瘤，跨大西洋腹膜后肉瘤协作组（TARPSWG）最近发布了一份共识文件[2-13]。

二、治疗前评估

腹膜后肉瘤患者的治疗需经多学科协作讨论，并由擅长软组织肉瘤的肿瘤外科医师、肿瘤内科医师、放射肿瘤科医师、病理科医师和放射科医师共同商讨后决定。对于首次手术的手术报告应加以审查；对于既往手术的性质应加以区分，如完全切除、不完全切除、零碎切除、相关的肿瘤破裂和分片切除。此外，还需要注意既往手术距今的时长和以往任何有关放射治疗或全身性治疗的细节[2]。

1. 影像学

首先，有必要在原发性肉瘤切除术前回顾所有相关的影像学检查及初始手术后的基线影像，以确定手术切除的完整性。如果为扩大切除，还应进行胸、腹和盆腔的对比增强CT，以评估目前疾病对局部和远隔部位的影响。另外，还可以通过对比既往的影像资料来确定疾病复发和肿瘤侵犯邻近器官或重要部位的严重程度[2, 21-22]。

对静脉造影剂过敏或无法进行CT扫描的患者，腹部磁共振成像（MRI）或许是一种有用的诊断方式。当然，MRI也只适用于特定的场合，如疾病与特定神经血管的解剖关系尚不明确，计划实施盆腔肿瘤手术，计划实施涉及骨、腰大肌、腹部斜肌或椎孔的腹膜后肉瘤手术。MRI也是影像学判断脑和软组织转移的金标准[2, 21, 23]。

虽然很少提及正电子发射断层扫描（PET），但如果进展性腹部疾病的程度难以评估，并且难以确定多发病灶不同的生长特征，则需要行PET。此外，它还可能有助于区分转移性疾病和其他良性病变，对治疗效果的评估也颇有帮助[2, 24-25]。

2. 病理学

既往的病理报告和原始手术的任何病理切片或蜡块，需交于擅长软组织肉瘤诊断的病理学专家予以再次复查[2]。

关于局部复发，如果疾病是多灶性的和（或）影像显示有典型复发迹象的远处转移，则不再需要组织取样确认。但是，如果影像显示远处转移的特征不太明显或者无远处转移，那么影像引导下的经皮粗针活检，可能是确认是否局部复发的一种比较好的方法。这种方法不仅可以明确诊断，还可以排除一系列其他容易被误诊为原发性腹膜后肉瘤的疾病，例如，硬纤维瘤病、放射相关骨肉瘤、淋巴瘤和其他原发性恶性肿瘤转移。实际上，二次手术通常颇具挑战性，并且术后并发症发生率也很高，因此在没有充足诊断证据的前提下，不建议进行二次手术。但是，二次手术也有其必要性，包括术前治疗的选择以及作为转化研究项目的一部分[2, 26]。

关于远处转移，如果经组织学证实为原发性腹膜后肉瘤，并且影像显示存在肺部和肝部病变，则不需要再次活检。但是，如果影像显示这些病变不典型或者存在已知的第二肿瘤或遗传综合征，那么还是建议进行活检，以指导后续的治疗。对于疑似转移的皮下或软组织病变，也应当考虑活检[26]。

3. 选择适宜的再次手术患者

复发后治愈的可能性小，因此，必需行多学科评估，仔细研判每一位患者二次手术的潜在手术并发症。为此，应该记录患者当前的体能状态和症状，此外还需要评估患者的肾功能和营养状况。务必谨记手术受多方面的影响，通常这种差别非常细微[2]。

三、复发性腹膜后肉瘤的临床治疗

1. 术前治疗

术前应考虑新辅助放疗，尤其是既往没有接受过放疗且局部复发为孤立性病变的患者。但是，新辅助放疗在改善疾病控制方面的价值还不明确，并且在先前切除的情况下，可能存在显著的毒性。

局部复发的高级别腹膜后肉瘤（尤其是平滑肌肉瘤、未分化的多形性肉瘤、孤立性纤维瘤及滑膜肉瘤）的无病间隔较短，术后并发症发生率也很高。对于这类患者，新辅助全身性治疗可以减少复发肿瘤体积，提高手术切除的可能性，也便于评价肿瘤生物学特性和判断预后[2]。

2. 腹腔内复发肿瘤治疗

TARPSWG指南指出，对于孤立性的局部复发，尤其是既往手术切除不完整者，建议进行第二次完整切除（以治愈为目的）。关于手术的方法，就目前来说，如果肿瘤没有直接浸润，二次手术不建议切除与之粘连的器官，仅以实现宏观切除为前提；只有当肿瘤明显浸润时，才会切除周围的脏器。鉴于种种潜在的问题，二次手术会比初次手术的难度更大。特别是器官间平面改变和解剖关系的扭曲，可能会增加判定疾病程度和手术最佳范围的难度。通常，不建议使用边缘组织的术中冰冻切片来指导切除范围。但在某些特定的情况下，例如，对于大静脉的平滑肌肉瘤，如果相关部位存在可切除的额外组织，那么血管边缘的冰冻切片分析也可能是有用的。另外，在这种情况下，重要结构的意外损伤多见。因此，正如前面所说，重要的是要仔细考量每一位患者二次手术潜在并发症的发生风险[2, 13, 17]。

相反，如果既往存在零碎切除或肿瘤破裂的病史，那么多灶性腹腔复发的概率极大，这种情况下不建议行治愈性手术。事实上，多灶性的腹内疾病很难完全切除，几乎可以肯定会再次复发，而且预后很差。对于有症状性的患者，可以通过手术来缓解症状，例如胃肠道梗阻和出血等。但无论如何，手术都应该以避免并发症和保留器官功能为前提。同时需要明确的是，不完全切除不仅无法使患者生存获益，而且会导致很高的并发症发病率[2, 10, 27-28]。

鉴于复发风险较高，患者在手术切除后应每3~6个月随访一次，行常规的临床评估和横断面影像学检查[2, 6, 17]。

对于不符合治愈性切除条件的患者，放射治疗可姑息性缓解与神经压迫或浸润相关的疼痛问题。另外，全身性治疗也可能改善患者的生存质量并延长生存期。如果患者对放疗反应显著，还可以再次考虑二次手术[2]。

3. 术后全身性治疗和其他局部治疗

目前还没有证据证实全身性的辅助治疗、放疗或近距离放射治疗对能完全切除的复发性腹膜后肉瘤患者有任何益处。患者在切除后或许可以考虑术中放疗（IORT），但有证据显示其疗效非常有限。腹腔化疗的价值还有待证实，但或许可以考虑在临床试验阶段用于高度选择的患者和组织学证实为平滑肌肉瘤的患者。对于多灶性腹腔内肉瘤的患者，减压手术和腹腔化疗的效果差，并发症发生率高。此外，局部热疗的价值也有待证实[2, 29-36]。

4. 远处复发肿瘤的治疗

对于部分仅存在寡转移的复发腹膜后肉瘤患者，尤其是平滑肌肉瘤的患者，在转移灶切除术后生存期或可延长。只有在原发肿瘤完全切除以及患者有良好的生物学特性（肿瘤负荷小、无病间隔时长至少12个月、确认化疗有效或全身性治疗后疾病稳定至少6个月），才考虑为患者进行转移灶切除术。在诊断为有可能切除的转移肿瘤时，可能需要观察一段时间，以明确疾病的生物学特征。此外，对于适合进行肺切除的患者，在术前应进行肺功能测试，采取各种措施以优化肺功能。如果外科医生擅长微创手术，也可以考虑这种方法[2, 26]。近年来，其他一些局部治疗，如射频消融、微波消融及立体定向放射治疗，在治疗肝脏和肺部复发肿瘤方面，已获得较好的疾病控制率，因此，可以考虑将这些疗法作为替代疗法，而且这些治疗方法的并发症发生率相当低。这对因肺功能受损而不适合手术的患者更为适用。此外，这些治疗方法可以联合手术，以完全消除病灶。然而，就长期生存而言，并没有证据表明哪种治疗方式会延长生存期，后者主要与患者本身生物学特性较好有关。现有的文献包括样本相对较小的研究，还有回顾性的骨和软组织肉瘤的混合数据，囊括多种组织学亚型及解剖部位（腹膜后、肢体/躯干），因此，数据本身有一定的局限性[2, 37-48]。

至于同时性腹部和远处复发或同时性转移，一般而言难以切除，而应该进行全身性治疗。实际上，此时手术切除与生存的改善无关。然而，在某些患者中，肺及肺外转移并不是治愈性疗法的绝对禁忌证，有时完全切除多个器官的病灶，也能延长患者的生存期[2, 26]。

转移灶切除术后，需要每3~6个月进行一次影像监测，因为许多患者会再次出现复发性转移灶。只有在患者生物学特性良好且无病间隔较长的情况下，才会考虑再次手术。相反，组织学属于高级别、肿瘤体积大、无病间隔短，这些都与预后较差相关，不推荐进一步的手术（图9-1）[26]。

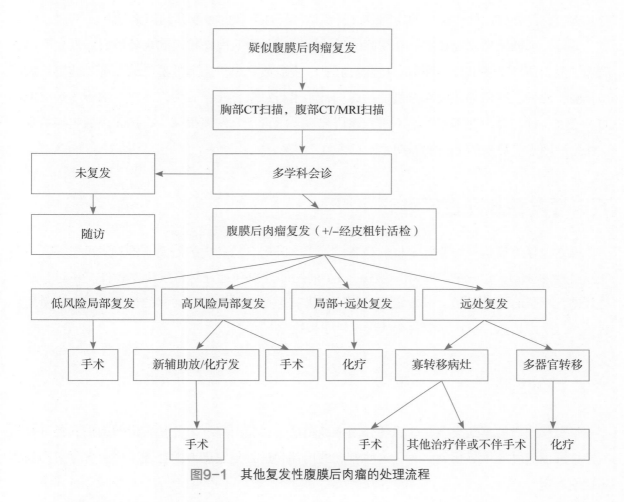

图9-1 其他复发性腹膜后肉瘤的处理流程

四、转移性平滑肌肉瘤

根据TARPSWG的研究，平滑肌肉瘤表现出显著的系统性风险（>50%）。首次扩大性切除可以提高局部控制率，术后5年可达95%，但其远处转移多见，此点与其他腹膜后肉瘤不同，后者主要是局部复发，尤其是脂肪肉瘤更是如此。到目前为止，为数不多的平滑肌肉瘤局部复发的治疗方式是依然是手术。有趣的是，与其他组织学类型相比，平滑肌肉瘤远处转移的预后更好，这可能与可行多线化疗有关，目前有几种潜在有效的药物，如达卡巴嗪、蒽环霉素、吉西他滨、曲贝替定以及最近的帕唑帕尼等[2, 13-14, 17]。

TARPSWG公布了腹膜后肉瘤首次扩大切除术后复发患者的临床结局，其结果与以上研究相一致。具体来说，TARPSWG结果显示，在原发性腹膜后肉瘤切除后复发的408例患者中，局部复发219例，远处复发146例，局部和远处同时均复发43例。在这些患者中，平滑肌肉瘤的患者分别占7%、53%和23%。而且，在多变量Cox模型分析中发现，对于仅有远处转移的患者，改善总生存率的重要独立预后因素有二：一是发生远处转移的时间间隔，二是组织学类型为平滑肌肉瘤。此外，远处转移灶的切除是改善疾病特异性生存的重要预测因素[13]。

另外一项回顾性研究证实，在切除之后，腹膜后平滑肌肉瘤扩散到远处器官的发生率高于局部扩散，最常见的部位是肺部，接着是肝脏、皮肤或软组织、远处淋巴结、骨、胰腺、大脑和脊髓。此外，该研究还发现对复发病灶进行手术与总生存改善有关，而复发部位（远处或局部）或多病灶与总生存不相关。不过，该研究也显示再次复发率很高，疾病无进展生存的唯一良性预后因素是更长的无病间隔期（>12个月）[49]。

五、复发性孤立性纤维瘤

孤立性纤维瘤是一种非常罕见的疾病，关于该肿瘤自然病史的研究非常少。虽然存在一种高侵袭性的亚型，但该病进展相对缓慢。5年的局部复发和远处转移发生率较低。不过，建议对其进行更长时间的随访，以确定复发率，因为有远期局部和远处转移的报道。对于少量复发灶是否行手术切除，应在多学科会诊讨论后予以决定[13, 17]。

六、其他亚型

腹膜后肉瘤的其他类型，如恶性外周神经鞘瘤、滑膜肉瘤、未分化多形性肉瘤和促纤维增生性小圆细胞肿瘤十分罕见，对于这些亚型的局部和远处复发患者的处理，应由多学科肉瘤团队讨论而定[2, 13, 17]。

参考文献

[1] TRANS-ATLANTIC RPS WORKING GROUP. Management of primary retroperitoneal sarcoma（RPS）in the adult: a consensus approach from the Trans-Atlantic RPS Working Group [J]. Ann Surg Oncol, 2015, 22（1）: 256-263.

[2] TRANS-ATLANTIC RPS WORKING GROUP. Management of recurrent retroperitoneal sarcoma（RPS）in the adult: a consensus approach from the Trans-Atlantic RPS Working Group [J]. Ann Surg Oncol, 2016, 23（11）: 3531-3540.

[3] CALLEGARO D, MICELI R, MARIANI L, et al. Soft tissue sarcoma nomograms and their incorporation into practice [J]. Cancer, 2017, 123（15）: 2802-2820.

［4］RAUT CP，MICELI R，STRAUSS DC，et al. External validation of a multi-institutional retroperitoneal sarcoma nomogram［J］. Cancer，2016，122（9）：1417-1424.

［5］GRONCHI A，CASALI PG，FIORE M，et al. Retroperitoneal soft tissue sarcomas：patterns of recurrence in 167 patients treated at a single institution［J］. Cancer，2004，100（11）：2448-2455.

［6］GROBMYER SR，WILSON JP，APEL B，et al. Recurrent retroperitoneal sarcoma：impact of biology and therapy on outcomes［J］. J Am Coll Surg，2010，210（5）：602-610.

［7］KOENIG AM，REEH M，BURDELSKI CM，et al. Long-term results of primary and secondary resections in patients with retroperitoneal soft tissue sarcoma［J］. Langenbecks Arch Surg，2012，397（8）：1251-1259.

［8］BONVALOT S，MICELI R，BERSELLI M，et al. Aggressive surgery in retroperitoneal soft tissue sarcoma carried out at high-volume centers is safe and is associated with improved local control［J］. Ann Surg Oncol，2010，17（6）：1507-1514.

［9］BONVALOT S，RAUT CP，POLLOCK RE，et al. Technical considerations in surgery for retroperitoneal sarcomas：position paper from E-Surge，a master class in sarcoma surgery，and EORTC-STBSG［J］. Ann Surg Oncol，2012，19（9）：2981-2991.

［10］LOCHAN R，FRENCH JJ，MANAS DM. Surgery for retroperitoneal soft tissue sarcomas：aggressive re-resection of recurrent disease is possible［J］. Ann R Coll Surg Engl，2011，93（1）：39-43.

［11］NEUHAUS SJ，BARRY P，CLARK MA，et al. Surgical management of primary and recurrent retroperitoneal liposarcoma［J］. Br J Surg，2005，92（2）：246-252.

［12］VAN DALEN T，HOEKSTRA HJ，VAN GEEL AN，et al. Locoregional recurrence of retroperitoneal soft tissue sarcoma：second chance of cure for selected patients［J］. Eur J Surg Oncol，2001，27（6）：564-568.

［13］MACNEILL AJ，MICELI R，STRAUSS DC，et al. Post-relapse outcomes after primary extended resection of retroperitoneal sarcoma：a report from the Trans-Atlantic RPS Working Group［J］. Cancer，2017，123（11）：1971-1978.

［14］GRONCHI A，STRAUSS DC，MICELI R，et al. Variability in patterns of recurrence after resection of primary retroperitoneal sarcoma（RPS）：a report on 1007 patients from the Multi-institutional Collaborative RPS Working Group［J］. Ann Surg，2016，263（5）：1002-1009.

［15］GYORKI DE，BRENNAN MF. Management of recurrent retroperitoneal sarcoma［J］. J Surg Oncol，2014，109（1）：53-59.

［16］CHIAPPA A，ZBAR AP，BERTANI E，et al. Primary and recurrent retroperitoneal soft tissue sarcoma：prognostic factors affecting survival［J］. J Surg Oncol，2006，93（6）：456-463.

［17］GRONCHI A，MICELI R，ALLARD MA，et al. Personalizing the approach to retroperitoneal soft tissue sarcoma：histology-specific patterns of failure and postrelapse outcome after primary extended resection［J］. Ann Surg Oncol，2015，22（5）：1447-1454.

［18］ANAYA DA，LAHAT G，WANG X，et al. Postoperative nomogram for survival of patients with retroperitoneal sarcoma treated with curative intent［J］. Ann Oncol，2010，21（2）：397-402.

［19］NATHAN H，RAUT CP，THORNTON K，et al．Predictors of survival after resection of retroperitoneal sarcoma：a population-based analysis and critical appraisal of the AJCC staging system［J］．Ann Surg，2009，250（6）：970-976．

［20］TOULMONDE M，BONVALOT S，RAY-COQUARD I，et al．Retroperitoneal sarcomas：patterns of care in advanced stages，prognostic factors and focus on main histological subtypes：a multicenter analysis of the French Sarcoma Group［J］．Ann Oncol，2014，25（3）：730-734．

［21］MOROSI C，STACCHIOTTI S，MARCHIANÒ A，et al．Correlation between radiological assessment and histopathological diagnosis in retroperitoneal tumors：analysis of 291 consecutive patients at a tertiary reference sarcoma center［J］．Eur J Surg Oncol，2014，40（12）：1662-1670．

［22］TZENG CW，SMITH JK，HESLIN MJ．Soft tissue sarcoma：preoperative and postoperative imaging for staging［J］．Surg Oncol Clin N Am，2007，16（2）：389-402．

［23］SHIRAEV T，PASRICHA SS，CHOONG P，et al．Retroperitoneal sarcomas：a review of disease spectrum，radiological features，characterisation and management［J］．J Med Imagin Radiat Oncol，2013，57（6）：687-700．

［24］NICCOLI-ASABELLA A，ALTINI C，NOTARISTEFANO A，et al．A retrospective study comparing contrast-enhanced computed tomography with 18F-FDG-PET/CT in the early follow-up of patients with retroperitoneal sarcomas［J］．Nucl Med Commun，2013，34（1）：32-39．

［25］ALFORD S，CHOONG P，CHANDER S，et al．Value of PET scan in patients with retroperitoneal sarcoma treated with preoperative radiotherapy［J］．Eur J Surg Oncol，2012，38（2）：176-180．

［26］TRANS-ATLANTIC RETROPERITONEAL SARCOMA WORKING GROUP（TARPSWG）．Management of metastatic retroperitoneal sarcoma：a consensus approach from the Trans-Atlantic Retroperitoneal Sarcoma Working Group（TARPSWG）［J］．Ann Oncol，2018，29（4）：857-871．

［27］ANAYA DA，LAHAT G，LIU J，et al．Multifocality in retroperitoneal sarcoma：a prognostic factor critical to surgical decision-making［J］．Ann Surg，2009，249（1）：137-142．

［28］YANG JY，KONG SH，AHN HS，et al．Prognostic factors for reoperation of recurrent retroperitoneal sarcoma：the role of clinicopathological factors other than histologic grade［J］．J Surg Oncol，2015，111（2）：165-172．

［29］WOLL PJ，REICHARDT P，LE CESNE A，et al．Adjuvant chemotherapy with doxorubicin，ifosfamide，and lenograstim for resected soft-tissue sarcoma（EORTC 62931）：a multicentre randomised controlled trial［J］．Lancet Oncol，2012，13（10）：1045-1054．

［30］SMITH MJ，RIDGWAY PF，CATTON CN，et al．Combined management of retroperitoneal sarcoma with dose intensification radiotherapy and resection：long-term results of a prospective trial［J］．Radiother Oncol，2014，110（1）：165-171．

［31］TSENG WH，MARTINEZ SR，DO L，et al．Lack of survival benefit following adjuvant radiation in patients with retroperitoneal sarcoma：a SEER analysis［J］．J Surg Res，2011，168（2）：e173-e180．

［32］ROEDER F，ULRICH A，HABL G，et al．Clinical phase I/II trial to investigate preoperative dose-escalated intensity-modulated radiation therapy（IMRT）and intraoperative radiation therapy（IORT）in patients with retroperitoneal soft tissue sarcoma：interim analysis［J］．BMC Cancer，2014，14：617．

［33］HAYES-JORDAN A，GREEN HL，LIN H，et al．Complete cytoreduction and HIPEC improves survival in desmoplastic small round cell tumor［J］．Ann Surg Oncol，2014，21（1）：220-224．

［34］HAYES-JORDAN A．Cytoreductive surgery followed by hyperthermic intraperitoneal chemotherapy in DSRCT：progress and pitfalls［J］．Curr Oncol Rep，2015，17（8）：38．

［35］SUGARBAKER P，IHEMELANDU C，BIJELIC L．Cytoreductive surgery and HIPEC as a treatment option for laparoscopic resection of uterine leiomyosarcoma with morcellation：early results［J］．Ann Surg Oncol，2016，23（5）：1501-1507．

［36］ANGELE MK，ALBERTSMEIER M，PRIX NJ，et al．Effectiveness of regional hyperthermia with chemotherapy for high-risk retroperitoneal and abdominal soft-tissue sarcoma after complete surgical resection：a subgroup analysis of a randomized phase-Ⅲ multicenter study［J］．Ann Surg，2014，260（5）：749-754．

［37］NAKAMURA T，MATSUMINE A，YAMAKADO K，et al．Lung radiofrequency ablation in patients with pulmonary metastases from musculoskeletal sarcomas（corrected）［J］．Cancer，2009，115（16）：3774-3781．

［38］PALUSSIÈRE J，MARCET B，DESCAT E，et al．Lung tumors treated with percutaneous radiofrequency ablation：computed tomography imaging follow-up［J］．Cardiovasc Intervent Radiol，2011，34（5）：989-997．

［39］DHAKAL S，CORBIN KS，MILANO MT，et al．Stereotactic body radiotherapy for pulmonary metastases from soft-tissue sarcomas：excellent local lesion control and improved patient survival［J］．Int J Radiat Oncol Biol Phys，2012，82（2）：940-945．

［40］KOELBLINGER C，STRAUSS S，GILLAMS A．Outcome after radiofrequency ablation of sarcoma lung metastases［J］．Cardiovasc Intervent Radiol，2014，37（1）：147-153．

［41］FALK AT，MOUREAU-ZABOTTO L，OUALI M，et al．Effect on survival of local ablative treatment of metastases from sarcomas：a study of the French sarcoma group［J］．Clin Oncol（R Coll Radiol），2015，27（1）：48-55．

［42］SAVINA M，LE CESNE A，BLAY JY，et al．Patterns of care and outcomes of patients with METAstatic soft tissue SARComa in a real-life setting：the METASARC observational study［J］．BMC Med，2017，15（1）：78．

［43］FRAKULLI R，SALVI F，BALESTRINI D，et al．Stereotactic radiotherapy in the treatment of lung metastases from bone and soft-tissue sarcomas［J］．Anticancer Res，2015，35（10）：5581-5586．

［44］NAVARRIA P，ASCOLESE AM，COZZI L，et al．Stereotactic body radiation therapy for lung metastases from soft tissue sarcoma［J］．Eur J Cancer，2015，51（5）：668-674．

［45］BRUDVIK KW，PATEL SH，ROLAND CL，et al．Survival after resection of gastrointestinal stromal tumor and sarcoma liver metastases in 146 patients［J］．J Gastrointest Surg，2015，19（8）：1476-1483．

［46］JONES RL，MCCALL J，ADAM A，et al．Radiofrequency ablation is a feasible therapeutic option in the multi modality management of sarcoma［J］. Eur J Surg Oncol，2010，36（5）：477–482.

［47］BAUMANN BC，NAGDA SN，KOLKER JD，et al. Efficacy and safety of stereotactic body radiation therapy for the treatment of pulmonary metastases from sarcoma：a potential alternative to resection［J］. J Surg Oncol，2016，114（1）：65–69.

［48］PAWLIK TM，VAUTHEY JN，ABDALLA EK，et al. Results of a single–center experience with resection and ablation for sarcoma metastatic to the liver［J］. Arch Surg，2006，141（6）：537–543；discussion 543–544.

［49］IKOMA N，TORRES KE，LIN HY，et al. Recurrence patterns of retroperitoneal leiomyosarcoma and impact of salvage surgery［J］. J Surg Oncol，2017，116（3）：313–319.

（译者：赵紫罡，校对：王天宝）

第十章 腹膜后软组织肉瘤的放射治疗

Antonino De Paoli，Federico Navarria，Elisa Palazzari，Piera Navarria，Claudia Sangalli

一、概述

腹膜后软组织肉瘤罕见，占全部软组织肉瘤的10%~15%，年发病率1/100万至2/100万[1]。腹膜后软组织肉瘤解剖学位置特殊，初诊时通常体积较大，易侵犯腹腔内重要脏器，治疗面临多重挑战。

完全手术切除仍然是此类肿瘤治愈的唯一手段，然而，目前结果显示局部控制率和生存仍不理想[2]。尽管近年的结果表明部分患者可从多脏器联合手术获益，但大部分患者手术时仍无法获得安全的手术切缘，无法解决局部复发率高的问题[3-5]。

四肢软组织肉瘤治疗中加入放疗已积累较多的临床经验，但放疗对腹膜后软组织肉瘤的价值尚无足够临床证据证实，欧洲肿瘤研究治疗和软组织骨肉瘤协作组（European Organisation for Research and Treatment of Cancer-Soft Tissue and Bone Sarcoma GroupEORTC-STBSG）的随机临床研究（NCT01344018）将会进一步明确放疗的作用。因此，需要外科医师和放疗医师的紧密合作，开展专病种多学科查房，制订将两种治疗手段结合的个体化治疗方案。

目前腹膜后软组织肉瘤有多种放疗方式，2006年Porter等汇报了包括2 348例患者的人群调查结果，未参与临床研究的患者仅有25.9%接受放疗，接受放疗患者中85.5%为术后放疗[6]。2015年Bates等报告SEER数据库研究结果，480例患者中接受放疗的患者占30%，均为术后放疗[7]。2016年Gronchi等报告了多中心1 007例患者的数据，32%的患者接受了放疗，其中72%接受的是术前放疗[8]。尽管结果不完全一致，近年来术前放疗应用有增加的趋势。

二、放疗的时机

放疗在软组织肉瘤治疗中介入的最佳时机仍有争议。随机研究和大样本回顾性分析数据显示，四肢软组织肉瘤采用术前放疗的患者，术后早期并发症增加，但长期生存和肢体功能保护更好，因此更推荐术前放疗[9-10]。

腹膜后软组织肉瘤放疗参与的时机问题同样是研究热点，Nussbaum等[11]分析NCDB数据库的9 068例腹膜后软组织肉瘤患者，采用倾向配比设计以减少偏倚，563例患者接受术前放疗，2 215例接受术后放疗，6 290例仅接受手术。其中近几年大部分术前放疗患者均是在专门的软组织肉瘤治疗中心治疗。和仅接受手术相比，术后放疗和术前放疗均可显著改善生存（术前放疗HR＝0.7，术后放疗HR＝0.78）。本研究为回顾性分析，且NCDB数据库缺少除外死亡的其他事件等重要数据，因此，虽然采用了倾向配比评分法，但可能仍无法避免患者选择偏倚，比如病期早的患者因为技术难度低的原因，更有可能接受放疗。然而，研究纳入样本量大，生存获益趋势明显，加之腹膜后软组织肉瘤以局部复发风险为主，提示放疗可改善腹膜后软组织肉瘤生存。

目前还没有前瞻随机研究证据，因此，放疗适应证和最佳放疗时间均无明确结论。

三、术后放疗

腹膜后软组织肉瘤术后易于局部复发，加入术后放疗可能获益。已有Ⅲ期研究证实术后辅助放疗对四肢软组织肉瘤的治疗作用[12-13]。因此在腹膜后软质肉瘤中，放疗也可安全实施，并改善预后。目前只有几项关于腹膜后软组织肉瘤术后放疗的临床研究[14-20]，多为回顾性分析且样本量有限，手术情况不完全一致（包括完整切除和不全切除）。并且受限于靶区体积和周围正常组织，放疗的剂量差异较大（14~62Gy）。几项研究与单纯手术切除的历史数据比较，均未能显示生存获益，但完整切除的患者接受高剂量放疗可能改善局部控制。还有两项SEER数据库包含术后放疗的研究，2011年Tzeng报告的1 350例患者未能证明生存获益[20]；2015年Bates的结果显示术后病理为高级别类型的患者有生存获益[7]。需要注意的是，近几年的研究结果显示19%~40%的放疗患者有严重的晚期毒性。Le Pechoux等报告放疗中位剂量为50Gy，随访4年后19%的患者有晚期并发症[16]。Pezner等报告放疗剂量达到60Gy时，25%的患者会发生晚期反应[17]。Zlotecki等[15]采用50Gy的剂量，随访3.5年，40%出现晚期毒性。这些研究结果提示如果能够安全给予足剂量放疗，腹膜后软组织肉瘤患者可能有生存获益，然而因周围重要器官的限制，术后放疗常常不能达到四肢软组织肉瘤需采用的剂量。

四、术前放疗

术后放疗的固有缺点加之术前放疗在四肢软组织肉瘤中的成功经验，促使学者将目光转向术前放疗。最近的国际专家小组会议就腹膜后软组织肉瘤放疗达成共识[21]。基于以下几点原因，共识推荐腹膜后软组织肉瘤接受术前放疗：肿瘤的存在可减少放疗靶区内正常组织体积，减少并发症；术前肿瘤靶区勾画更精确；术前肿瘤的氧合效应理论上更好；术前放疗可能减少术中肿瘤播散；术前放疗可缩小肿瘤体积，更利于手术完整切除；根据肢端软组织肿瘤的经验，术前放疗需要的剂量为50Gy，低于术后放疗60~66Gy。

共识给出了包括腹膜后软组织肉瘤患者准备、CT定位和靶区勾画的建议。上腹的病灶需在4DCT上勾画GTV，建议GTV头脚方向外扩2~2.5cm、前后左右外扩1.5~2cm形成CTV。采用先进的调强适形放疗，可更好地提高靶区剂量，降低正常器官受量。图像引导放疗解决分次间肿瘤运动问题。术前放疗处方剂量50~50.4Gy/25~28f，单次1.8~2Gy（图10-1）。

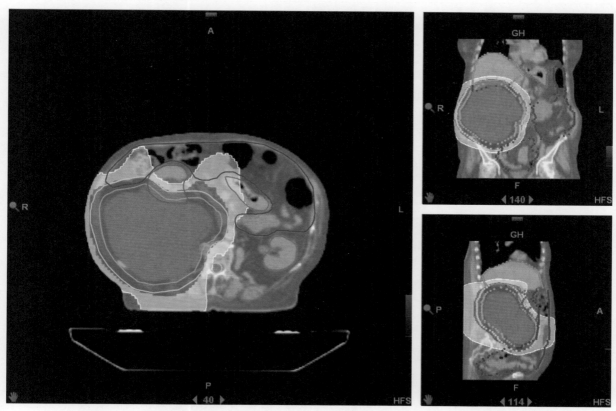

图10-1　术前图像引导下螺旋断层放疗治疗腹膜后软组织肉瘤（CRO Aviano）

只有少数几项研究报告了术前放疗在腹膜后软组织肉瘤中的作用（表10-1），Tzeng等[22]报告了16例腹膜后软组织肉瘤患者术前放疗时处方剂量的研究，整个靶区45Gy同步高危区（术后阳性切缘，通常是临近后腹壁、椎体和大血管区域的肿瘤）57.5Gy补量。结果显示这一方法安全性和有效性均可，值得进一步研究。其他研究还包括通过术中放疗提高照射剂量。Gieschen等[23]报告37例患者术前放疗45Gy，其中20例接受了术中放疗10~15Gy。治疗耐受性可，局部控制率理想。类似设计的临床研究正在梅奥中心和MD安德森肿瘤中心开展[24-25]。

无论照射增加剂量与否，目前的数据表明术前放疗安全有效。术前放疗对腹膜后软组织肉瘤的疗效有待近期完成的EORTC-STBSG研究予以证实。

表10-1　术前放疗联合手术±术中放疗

研究	例数/术中放疗	5年局部复发	5年总生存率	术中放疗/外照射剂量	放疗类型	毒性
Pawlik等	72/34	52	61	15~25/45	3维放射治疗	4例术前死亡
Petersen等	87/87	59	47	12.5~15/48.6	—	外周神经：36
Gieschen等	37/20	59	50	15/45	2-野	外周神经：5.4 胃肠道：5.4
Tzeng等	16/0	80	94	12.5/57.5	调强放疗	胃肠道：37.5 （轻）
Zlotecki等	15/0	66	—	-/50.4 1.2 Gy，BID	3维放射治疗	胃肠道：36

五、术前放化疗结合

在初诊或复发的可切除腹膜后软组织肉瘤术前加入化疗，可能提高术前放疗的敏感性，改善全身控制，目前仅有两项回顾性研究。

MD安德森肿瘤中心Pister等[25]于2003年进行了一项Ⅰ期研究。研究纳入35例可切除腹膜后软组织肉瘤患者，术前多柔比星每天4mg/m^{2}化疗同步放疗（18~50.4Gy）后，行手术和术中放疗。整体毒性可耐受，仅2例患者出现3~4级毒性，但7例患者治疗中因疾病进展而推迟手术。手术患者90%达到完整切除（R0-R1）。Pawlik等[26]2006年更新了MD安德森中心和多伦多大学采用此设计的前瞻性研究结果，5年局控率和生存率分别为60%和61%。

Gronchi等[27]2014年报告了意大利肉瘤组织的Ⅰ-Ⅱ期临床研究结果。入组患者接受3周期高剂量异环磷酰胺（IFO 1g/m^2，每4周持续泵入14天）同步50.4Gy放疗。共入组83例患者，79例接受手术切除，88%患者完整切除（R0-R1）。部分患者接受术中放疗，4例（5%）患者术前出现进展。5年局部和远处复发率分别为37%和26%。尽管结果令人振奋，但仅2/3的患者可耐受这一治疗，血液学毒性是治疗中断的主要原因。De Sanctis等[28]2017年报告了研究长期随访和复发模式结果，7年无复发生存和总生存分别为46.6%和63.2%，累积局部复发率和远转率分别为37.4%和20%。大部分局部复发位于射野内，复发患者的预后较差。

上述结果提示术前同步放化疗可作为腹膜后软组织肉瘤个体化治疗选择之一。

六、术中电子线放疗

术中电子线放疗可与外照射放疗结合，手术中对瘤床给予额外剂量的照射，在部分腹膜后软组织肉瘤患者治疗中进行了研究。多个治疗中心研究了术中电子线放疗与术前或术后放疗结合的效果，然而仅有一项研究在外照射45~50.4Gy的基础上加用术中电子线放疗10~15Gy，其局部控制较为理想[29]。美国国家癌症中心的一项Ⅲ期研究结果表明术中放疗20Gy联合术后外

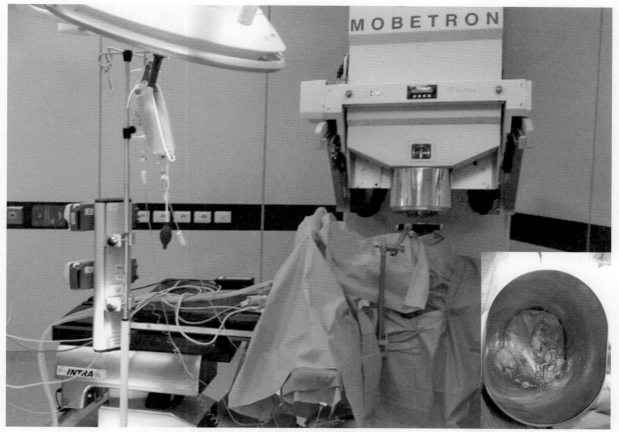

图10-2　术中放疗（CRO Aviawo）

照射35~40Gy与外照射50~55Gy相比，局部控制率显著提高（野内复发20% vs 80%），总生存两组相似，术中放疗组严重小肠毒性的发生率明显降低，但外周神经损伤明显增高[30]。另一些回顾性分析结果进一步提示，术中放疗剂量<12.5Gy时，神经毒性较低[24, 31]。

　　近来还有学者关注术前放疗结合术中放疗或围手术期近距离照射在腹膜后软组织肉瘤中的应用效果，部分结果参见表10-1。尚无有力证据支持术前联合术中放疗，需注意术中放疗特别是围手术期近距离照射的并发症。尽管超过20%的术中电子线放疗患者产生了治疗相关并发症，整体看加入术中放疗的局部控制率较理想，治疗相关毒性尚可接受。

七、质子治疗

　　质子治疗可在降低周围组织受量的同时给予肿瘤更高的剂量[32]。由于腹膜后软组织肉瘤的肿瘤体积通常较大，经常临近射线敏感的重要腹部器官，如小肠、胃、肝脏、肾脏、尿道和脊髓。因此，成人的腹膜后软组织肉瘤可能从术前的质子治疗中获益。计划剂量比较研究中可见，处方剂量为50.4Gy时，质子调强计划（IMPT）适形度和IMRT相似，但整体受照剂量明显降低[33-34]。IMPT、IMRT和三维适形放疗的小肠V15分别为16.4%、52.2%和66%，V45分别为6.3%、4.7%和15.6%。IMPT和IMRT计划可调整靶区内每一点的照射剂量，允许对局部高危区，如较难安全切除的后腹壁、腹腔大血管和椎体周围区域，进行选择性剂量提升[22,35]。这种给量方法允许术中放疗采用更温和的剂量，降低患者相关晚期并发症如神经病变的风险。马萨诸塞综合医院目前有一项在研的Ⅰ-Ⅱ期临床试验利用IMPT或IMRT实现靶区内选择性补量，研究包括IMPT和IMRT两个独立的患者队列，DeLaney等[36]最近报告IMPT组患者可安全地接受64Gy剂量的照射，Ⅱ期研究将采用此剂量作为处方剂量标准（图10-3）。

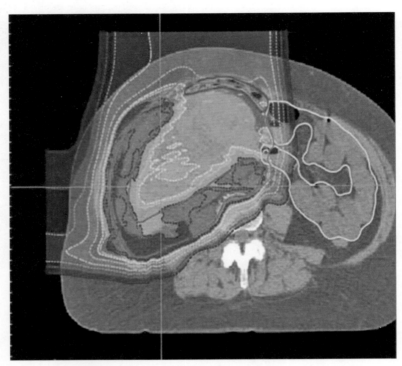

图10-3　高危区域术前质子放疗量增加（By courtesy of T.F. DeLaney，Massachusetts General Hospital，Boston，USA）

八、总结

由于腹膜后软组织肉瘤罕见，需多学科参与诊疗计划的制订，建议所有确诊或疑似腹膜后软组织肉瘤的患者到有专门的腹膜后软组织肉瘤多学科诊治团队的中心治疗[21]。截止目前，放疗在腹膜后软组织肉瘤治疗中的价值仍存争议。尽管回顾性研究表明术后放疗可降低局部复发风险，但潜在的毒性限制了其使用。术前放疗正在成为提高局部控制率和改善治疗耐受的更好选择。然而，术前放疗的价值尚未得到临床研究证实，EORTC-STBSG的随机研究将进一步明确单纯手术加入术前放疗是否获益。通过新技术（如术中电子线放疗和质子治疗）提高放疗剂量或通过同步化疗增加治疗强度的方式仍以研究为主，有待进一步临床研究的结果证实。

参考文献

［1］SIEGEL RL，MILLER KD，JEMAL A. Cancer statistics，2015［J］. CA Cancer J Clin，2015，65（1）：5-29.

［2］TSENG WW，SEO HJ，POLLOCK RE RETROPERITONEAL，et al. Historical perspectives and future directions in the surgical management of sarcoma［J］. J Surg Oncol，2018，117（1）：7-11.

［3］GRONCHI A，LO VULLO S，FIORE M，et al. Aggressive surgical policies in a retrospectively reviewed single-institution case series of retroperitoneal soft tissue sarcoma patients［J］. J Clin Oncol，2009，27（1）：24-30.

［4］BONVALOT S，RIVOIRE M，CASTAING M，et al，Primary retroperitoneal sarcomas：a multivariate analysis of surgical factors associated with local control［J］. J Clin Oncol，2009，27（1）：31-37.

［5］STOJADINOVIC A，LEUNG DH，HOOS A，et al. Analysis of the prognostic significance of microscopic margins in 2，084 localized primary adult soft tissue sarcomas［J］. Ann Surg，2002，235（3）：424-434.

［6］PORTER GA，BAXTER NN，PISTERS PW. Retroperitoneal sarcoma：a population-based analysis of epidemiology，surgery，and radiotherapy［J］. Cancer，2006，106（7）：1610-1616.

［7］BATES JE，DHAKAL S，MAZLOOM A，et al. The benefit of adjuvant radiotherapy in high-grade nonmetastatic retroperitoneal soft tissue sarcoma：a SEER analysis［J］. Am J Clin Oncol，2018，41（3）：274-279.

［8］GRONCHI A，STRAUSS DC，MICELI R，et al. Variability in patterns of recurrence after resection of primary retroperitoneal sarcoma（RPS）：a report on 1007 patients from the multi-institutional collaborative RPS working group［J］. Ann Surg，2016，263（5）：1002-1009.

［9］O'SULLIVAN B，DAVIS AM，TURCOTTE R，et al. Preoperative versus postoperative radiotherapy in soft-tissue sarcoma of the limbs：a randomised trial［J］. Lancet，2002，359（9325）：2235-2241.

［10］SAMPATH S，SCHULTHEISS TE，HITCHCOCK YJ，et al. Preoperative versus postoperative radiotherapy in soft-tissue sarcoma：multi-institutional analysis of 821 patients［J］. Int J Radiat Oncol Biol Phys，2011，81（2）：498-505.

［11］NUSSBAUM DP，RUSHING CN，LANE WO，et al. Preoperative or postoperative radiotherapy versus surgery alone for retroperitoneal sarcoma：a case-control，propensity score-matched analysis of a nationwide clinical oncology database［J］. Lancet Oncol，2016，17（7）：966-975.

［12］YANG JC，CHANG AE，BAKER AR，et al. Randomized prospective study of the benefit of adjuvant radiation therapy in the treatment of soft tissue sarcomas of the extremities［J］. J Clin Oncol，1998，16（1）：197-203.

［13］PISTERS PW，HARRISON LB，LEUNG DH，et al. Long-term results of a prospective randomized trial of adjuvant brachytherapy in soft tissue sarcoma［J］. J Clin Oncol，1996，14（3）：859-868.

［14］BISHOP AJ，ZAGARS GK，TORRES KE，et al. Combined modality management of retroperitoneal sarcomas：a single-institution series of 121 patients［J］. Int J Radiat Oncol Biol Phys，

2015, 93（1）：158-165.

　　［15］ZLOTECKI RA，KATZ TS，MORRIS CG，et al. Adjuvant radiation therapy for resectable retroperitoneal soft tissue sarcoma: the University of Florida experience［J］. Am J Clin Oncol, 2005, 28（3）：310-316.

　　［16］LE PÉCHOUX C，MUSAT E，BAEY C，et al. Should adjuvant radiotherapy be administered in addition to front-line aggressive surgery（FAS）in patients with primary retroperitoneal sarcoma?［J］. Ann Oncol, 2013, 24（3）：832-837.

　　［17］PEZNER RD，LIU A，CHEN YJ，et al. Full-dose adjuvant postoperative radiation therapy for retroperitoneal sarcomas［J］. Am J Clin Oncol, 2011, 34（5）：511-516.

　　［18］GILBEAU L，KANTOR G，STOECKLE E，et al. Surgical resection and radiotherapy for primary retroperitoneal soft tissue sarcoma［J］. Radiother Oncol, 2002, 65（3）：137-143.

　　［19］TROVIK LH，OVREBO K，ALMQUIST M，et al. Adjuvant radiotherapy in retroperitoneal sarcomas. A Scandinavian Sarcoma Group study of 97 patients［J］. Acta Oncol, 2014, 53（9）：1165-1172.

　　［20］TSENG WH，MARTINEZ SR，DO L，et al. Lack of survival benefit following adjuvant radiation in patients with retroperitoneal sarcoma: a SEER analysis［J］. J Surg Res, 2011, 168（2）：e173-e180.

　　［21］BALDINI EH，WANG D，HAAS RL，et al. Treatment guidelines for preoperative radiation therapy for retroperitoneal sarcoma: preliminary consensus of an international expert panel［J］. Int J Radiat Oncol Biol Phys, 2015, 92（3）：602-612.

　　［22］TZENG CW，FIVEASH JB，POPPLE RA，et al. Preoperative radiation therapy with selective dose escalation to the margin at risk for retroperitoneal sarcoma［J］. Cancer, 2006, 107（2）：371-379.

　　［23］GIESCHEN HL，SPIRO IJ，SUIT HD，et al. Long-term results of intraoperative electron beam radiotherapy for primary and recurrent retroperitoneal soft tissue sarcoma［J］. Int J Radiat Oncol Biol Phys, 2001, 50（1）：127-131.

　　［24］PETERSEN IA，HADDOCK MG，DONOHUE JH，et al. Use of intraoperative electron beam radiotherapy in the management of retroperitoneal soft tissue sarcomas［J］. Int J Radiat Oncol Biol Phys, 2002, 52（2）：469-475.

　　［25］PISTERS PW，BALLO MT，FENSTERMACHER MJ，et al. Phase I trial of preoperative concurrent doxorubicin and radiation therapy, surgical resection, and intraoperative electron-beam radiation therapy for patients with localized retroperitoneal sarcoma［J］. J Clin Oncol, 2003, 21（16）：3092-3097.

　　［26］PAWLIK TM，PISTERS PW，MIKULA L，et al. Long-term results of two prospective trials of preoperative external beam radiotherapy for localized intermediate- or high-grade retroperitoneal soft tissue sarcoma［J］. Ann Surg Oncol2006 13（4）：508-517.

　　［27］GRONCHI A，DE PAOLI A，DANI C，et al. Preoperative chemo-radiation therapy for localised retroperitoneal sarcoma: a phase Ⅰ-Ⅱ study from the Italian Sarcoma Group［J］. Eur J Cancer, 2014, 50（4）：784-792.

　　［28］DE SANCTIS R，GIORDANO L，COLOMBO C，et al. Long-term follow-up and post-relapse outcome of patients with localized retroperitoneal sarcoma treated in the Italian Sarcoma Group-Soft Tissue Sarcoma（ISG-STS）Protocol 0303［J］. Ann Surg Oncol, 2017, 24（13）：3872-3879.

[29] ROEDER F, ALLDINGER I, UHL M, et al. Intraoperative electron radiation therapy in retroperitoneal sarcoma [J]. Int J Radiat Oncol Biol Phys, 2018, 100（2）: 516-527.

[30] SINDELAR WF, KINSELLA TJ, CHEN PW, et al. Intraoperative radiotherapy in retroperitoneal sarcomas. Final results of a prospective, randomized, clinical trial [J]. Arch Surg, 1993, 128（4）: 402-410.

[31] CALVO FA, AZINOVIC I, MARTINEZ R, et al. Intraoperative radiotherapy for the treatment of soft tissue sarcomas of central anatomical sites [J]. Radiat Oncol Invest, 1995, 3（2）: 90-96.

[32] DELANEY TF, HAAS RLM. Innovative radiotherapy of sarcoma: proton beam radiation [J]. Eur J Cancer, 2016, 62: 112-123.

[33] SWANSON EL, INDELICATO DJ, LOUIS D, et al. Comparison of three-dimensional （3D）conformal proton radiotherapy（RT）, 3D conformal photon RT, and intensity-modulated RT for retroperitoneal and intra-abdominal sarcomas [J]. Int J Radiat Oncol Biol Phys, 2012, 83（5）: 1549-1557.

[34] CHUNG CS, TROFIMOV A, ADAMS J, et al. A comparison of 3D conformal proton therapy, intensity modulated proton therapy, and intensity modulated photon therapy for retroperitoneal sarcoma [J]. Int J Radiat Oncol Biol Phys, 2006, 66（3 Suppl）: S116.

[35] YOON SS, CHEN YL, KIRSCH DG, et al. Proton-beam, intensity-modulated, and or intraoperative electron radiation therapy combined with aggressive anterior surgical resection for retroperitoneal sarcomas [J]. Ann Surg Oncol, 2010, 17（6）: 1515-1529.

[36] DELANEY TF, CHEN YL, BALDINI EH, et al. Phase 1 trial of preoperative image guided intensity modulated proton radiation therapy with simultaneously integrated boost to the high risk margin for retroperitoneal sarcomas [J]. Adv Radiat Oncol, 2017, 2（1）: 85-93.

（译者: 张文珏, 校对: 王天宝）

第十一章 腹膜后肉瘤的内科治疗

Giovanni Grignani，Roberta Sanfilippo，Alexia F. Bertuzzi

一、概述

由于软组织肉瘤（soft tissue sarcomas，STS）的罕见性和异质性，在腹膜后肉瘤（retroperitoneal sarcomas，RPS）的处置中，制订临床决策总是极具挑战性[1]。内科治疗尤其如此，因为绝大多数的可用数据均来自四肢和腹膜后肉瘤的集合报道或一系列回顾性研究[2-3]。因此，准确定义适用于内科治疗的临床情况尤为重要，务必重视基于低证据强度所选药物的内在局限性。事实上，化疗作为腹膜后肉瘤药物治疗手段，其角色仍未明确。由于缺乏总生存方面的一致证据，因此，需要仔细权衡化疗的潜在益处和治疗相关毒性间的利弊关系。

同理，一个在多学科架构下评估药物治疗作用的专门肿瘤委员会可能是唯一适当之选[4]。因此，所有的临床决策均应进行多学科讨论，我们将根据以下疾病类别：局限性疾病（术前和术后治疗）、局部复发性疾病、同时性或异时性疾病，分述内科治疗方案的选择。

最后，几乎任何组织学类型的肉瘤都可能位于腹膜后间隙，但我们仅讨论最常见的几种类型[5]：高分化脂肪肉瘤（WDLPS）、去分化脂肪肉瘤（DDLPS）、平滑肌肉瘤（LMS）、未分化多形性肉瘤（UPS）、孤立性纤维瘤（SFT）和恶性周围神经鞘瘤（MPNST）。

事实上，组织学类型不仅影响药物选择，而且影响整个治疗策略，尤其是在阿霉素为基础的化疗。这在罕见组织学类型中更为重要，如恶性血管周上皮样细胞瘤（也称为PEComa）或尤文氏肉瘤家族，需要用不同的药物予以治疗[6]。

二、内科治疗的基本原则

阿霉素是软组织肉瘤的化疗基石。欧洲癌症研究与治疗组织（European Organisation for Research and Treatment of Cancer，EORTC）在晚期软组织肉瘤中进行的一项最大型的临床试验表明，阿霉素联合异环磷酰胺治疗组在无进展生存期（PFS）（7.4个月 vs 4.6个月，P=0.003）和整体反应率（ORR）（26% vs 14%，P=0.0006）方面，明显优于单药阿霉素治疗组，差异具有统计学意义；但在总生存期方面（OS）两者不具有统计学差异（14.3个月 vs 12.8个月，P=0.076）[7]。最近，另一项Ⅲ期随机试验未能证实吉西他滨联合多西他赛在PFS（23.7周 vs 23.3周，P=0.06）、ORR（20% vs 19%）和OS（67.3周 vs 76.3周，P=0.41）方面优于阿霉素单药[8]。因此，阿霉素仍是无法手术切除的软组织肉瘤的首选药物，尽管这些证据多源于四肢软组织肉瘤患者。这些临床试验的主要局限性在于各种软组织肉瘤被汇集在一起研究，就好像他们是一种单一疾病一样。相反，大量证据反对这种简单化设计，尤其在进展期疾病，回顾性和前瞻性研究均一致证实各种软组织肉瘤不尽相同，正如众所周知的根据组织学类型进行化疗一样[9]。事实上，异环磷酰胺在滑膜肉瘤中比在平滑肌肉瘤中更有效，帕唑帕尼在脂肪肉瘤中效果欠佳；艾瑞布林在脂肪肉瘤中比在平滑肌肉瘤中表现出更大疗效[10-12]。需要注意的一个例外情况是，阿霉素与抗血小板衍生生长因子受体α（PDGFR-α）的单克隆抗体奥拉单抗联合使用效果明显。在一项小样本Ⅰ/Ⅱ期临床试验中，阿霉素联合奥拉单抗明显延长OS（26.5个月 vs 14.7个月，P=0.0003）[13]。在大型随机Ⅲ期临床试验ANNOUNCE的最终结果公布前，这一极具前景的生存优势使得该联合治疗获得欧洲药品总局（EMA）和美国食品药品管理局（FDA）批准，因为这是在软组织肉瘤中首次证实可以带来明确OS改善的治疗方式。因此，蒽环类药物仍是治疗首选药物，任何联合化疗和放疗的治疗决策均应根据患者的体力状态、症状、组织类型、分级、肿瘤表现/范围（局限性或转移性）以及可切除与否，来制订个体化多模式治疗策略。列线图是由跨大西洋腹膜后肉瘤协作组提出并得到验证的一种可更为客观评估患者的实用工具[14]。在此，我们将简要总结一些关于内科治疗角色的基本考量。考虑到在软组织肉瘤中化疗的总体预期疗效一般（ORR在20%~30%）及手术的关键性，内科治疗可以考虑以新辅助治疗的方式进行，以改善邻近器官（如肠系膜上动脉）的受累程度[15-16]。术前进行化疗的另一优点也可能是有利于肾功能的保护，因为术中通常需要切除肾脏而导致术后使用异环磷酰胺更具风险。另一个需要注意的是，化疗敏感性和相关复发风险随着组织类型不同而各异[17]。例如，与软组织肉瘤相比，平滑肌肉瘤的远处复发风险更高。然而，如果肿瘤委员会认为有必要，组织类型仍是决定对特定类别的软组织肉瘤使用或不使用化疗的重要依据。

最后，部分腹膜后肉瘤患者在诊断时腹腔已广泛播散。在这种情况下，一如卵巢癌，一直提倡最大限度的肿瘤细胞减灭术加术后热灌注化疗。但是，数据的缺乏再次极大地限制了得出最终结论的可能性。总体而言，没有证据证明这种治疗能带来OS获益，而且这种治疗方法仅适用于有着丰富复杂外科技术经验的中心所进行的专项临床试验，在一般的临床实践中不提倡使用[18]。

三、化疗在局限性疾病中的作用

尽管手术是局限性腹膜后肉瘤的主要治疗手段[4, 19]，但与其他解剖部位的软组织肉瘤相比，腹膜后肉瘤具有更高的复发率（5年复发率为50%）和死亡率（5年死亡率为50%）[20-24]。时至今日，与单纯手术切除相比，扩大手术方式提高了治愈率，但仍有很大比例的患者因肉瘤复发而死亡[4]。因此，围手术期的内科治疗仍具有吸引力，可以减少局部和远处复发的可能性。如前所述，局部复发和远处转移的风险与腹膜后肉瘤的组织学类型密切相关[21]。高分化脂肪肉瘤以局部复发率相对较低、可忽略不计的转移潜能和良好的生存结果为特点，但高分化脂肪肉瘤可能在初次切除术后多年再出现局部复发。相反的，中等分化的去分化脂肪肉瘤局部复发率和远处转移率均较高，平滑肌肉瘤则以中、高度的恶性潜能和显著的远处转移风险为特征，足够的手术切除对于长期的局部控制意义重大。因此，腹膜后肉瘤围手术期处理应该重点考虑组织学类型。显然，侵袭性组织类型的RPS，应该考虑化疗，以降低远处转移的风险。例如，去分化肉瘤和平滑肌肉瘤可能是考虑围手术期化疗的最佳组织学类型。

已在数个对照试验中对软组织肉瘤予以辅助化疗的效能予以验证，其结果差异较大，这可能是研究人群的异质性所致。一项荟萃分析首次囊括所有部位局限性软组织肉瘤，予以阿霉素为基础的辅助化疗，结果显示化疗可带来10%无复发生存期的改善，但无OS获益（HR=0.56）[25-26]。因此，基于这些荟萃分析主要源于四肢软组织肉瘤，有数据表明在某些情况下，化疗在腹膜后软组织肉瘤的辅助治疗中仍有一席之地。在这方面，上述提及的列线图可作为有效工具来加强风险评估。此外，组织类型是决策是否辅助化疗的另一个关键因素。

最近，一项基于组织学类型选择化疗对比标准化疗的国际随机临床试验显示，3个周期的表阿霉素联合异环磷酰胺新辅助化疗，可为四肢和躯干高危软组织肉瘤患者带来OS获益[27]。由于中期分析显示标准化疗组有显著获益，这项试验在纳入所有计划患者数量前提前结束。该研究设计比较了在5种组织类型的软组织肉瘤（平滑肌肉瘤、未分化多形性肉瘤、脂肪肉瘤、恶性周围神经鞘瘤和滑膜肉瘤）中，术前给予3个周期标准的表阿霉素（120mg/m^2）和异环磷酰胺（9g/m^2）和基于组织学类型选择的化疗方案。这项试验清楚地表明，与另一组相比，蒽环类联合异环磷酰胺治疗组患者无病生存率（62% vs 38%）和OS（89% vs 64%）明显获益。基于该项研究结果，欧洲临床肿瘤协会（ESMO）的最新指南纳入可对躯干和四肢高级别RPS患者使用蒽环类和异环磷酰胺进行新辅助化疗[4]。这些结果如何应用于RPS仍备受争议，争议点主要在于这些数据是否适用于RPS辅助化疗。事实上，不同解剖部位的软组织肉瘤研究人群不同，而最常见的组织学类型去分化脂肪肉瘤，也未纳入该项研究。原则上，如果化疗可以明显改善高级别STS预后，那么对于其他部位选择性的高危肉瘤，化疗理应同样适用。在这种情况下，前瞻性随机试验将有助于解答这些问题。因此，EORTC软组织和骨肉瘤协作组计划进行一项以LMS和DDLPS为主的随机研究，来明确新辅助化疗在RPS的作用。很少有专门的试验会涉及术前化疗的作用，绝大多数的文献是回顾性的。这些论文总体来讲有一些局限性。特别是，这些研究往往将不同情况（首发和复发）汇集分析，而在过去的20年间化疗毋庸置疑已经发生改变，尽管阿霉素仍然是最有效的药物。因此，这些试验既不能明确化疗的作用，也无法得出明确的结论。在一个全国性大型回顾性研究中，Jashodeep等人未能证明术后辅助化疗有任何效果。作者认识到该研究的局限性，并强调可能有一个亚组受益于术后化疗[28]。Gronchi等人发表了他们治疗83例患者的经验，新辅助使用异环磷酰胺14g/m^{2}联合放疗（DFT 50.4Gy）。患者接受3周期化疗继而进行手术，期间间隔4~6周。尽管该疗法总体上可行，中位随访7.5年OS率63%。但由于缺乏对照组，该试验无法得出最终结论。此外，放疗的介入使任何结论不具可靠性[29]。

四、转移性疾病的全身化疗

RPS中转移性疾病需要肉瘤多学科委员会进行准确评估，以确定治疗目标（新辅助、姑息或根治），并分析所有可用手段，包括系统性和局部治疗。尽管报道转移性RPS预后不佳，中位OS为16个月，但仍应追求可能的长期生存和治愈机会[30]。转移性RPS有两种不同表现，均需要前期化疗：系统性疾病包括肺、肝和骨转移和多灶性腹腔内疾病称之为腹部肉瘤病。

系统性化疗是首选一线治疗方案，无论是同时性转移还是异时性转移，但不适用于完全切除术后或较短无病生存期后出现的转移。化疗方案必须根据治疗目标确定，评估潜在效果和毒性。为了行根治性切除手术，可使用联合方案以提高治疗反应率。姑息性化疗通常以单药为基础，对于一些已经播散至肺、肝或腹膜而无法切除的转移性疾病，单药治疗可能是最好的选择。在这种情况下，基于组织学类型、STS和RPS中的获批药物及其适应证，选择单纯姑息性治疗方案。

如引言所述，姑息治疗中一线全身治疗以阿霉素为代表，单独或联合奥拉单抗。事实上，Ⅲ期试验ANNOUNCE研究结果已证实Ⅰ/Ⅱ期试验中OS显著获益（11.8个月）[13]，两者联合可能成为标准治疗。ESMO已经发布了一份电子版更新的ESMO-MCBS（临床获益规模量表），对奥拉单抗在无法切除或转移性STS中的应用价值进行评估。由于EORTC62012Ⅲ期试验未能显示在阿霉素中加入异环磷酰胺可改善OS，因此仅在肿瘤退缩可缓解急性症状或保护邻近关键结构时，才首选这种联合方案[4, 7]。然而，在有症状病例需获得更大肿瘤退缩或有潜在完全切除可能的情况下，经肿瘤委员会讨论后，可以考虑蒽环类和异环磷酰胺联合治疗[71]。

至于四肢STS，二线、三线和多线治疗的最佳顺序尚未明确。组织学亚型、肿瘤分级和并发症、体力状态和患者意愿是指导治疗决策的主要因素，其中患者期望及其生活质量至关重要。在罕见疾病中，与患者及其家庭共享信息和可用数据是选择治疗的基础。在某些组织类型，如以惰性生物学行为和局限性疾病为特征的WDLPS，主动监测是正确的策略，尽管与一些患者分享这项建议可能具有挑战性。

烷化剂异环磷酰胺是二线选择中代表性药物，尤其在LPS和MPNST中。回顾性证据表明，异环磷酰胺可能因活性较低而越来越不支持用于LMS[10]。在根治性术后复发性RPS，肾脏损害可能是一个问题并可能阻碍这个方案实施[31]。疗效与输注剂量和输注方式相关，在转移性患者中，持续输注具有更好的耐受性和可管理性。异环磷酰胺对另一个化疗高度敏感的组织学类型，滑膜肉瘤也是一种合理的选择。

三项非随机Ⅱ期研究显示，曲贝替定对多重治疗的患者有一定疗效，在LPS和LMS的疗效略高于其他STS亚型[32-34]。一项比较两种不同的曲贝替定方案的随机Ⅲ期试验进一步证实，在LMS和LPS中，对比之前的治疗，每3周24小时输注方案使进展时间延长了33%以上[35]。另一项研究显示在LMS和LPS中曲贝替定对比达卡巴嗪可以使疾病进展或死亡风险下降45%，从而使曲贝替定于2015年被FDA批准。即便如此，达卡巴嗪仍是治疗LMS和SFT的一项选择，与阿霉素联合也可作为晚期一线代表性化疗。单药达卡巴嗪反应率为17%，具有很高的耐受性和可管理性。

吉西他滨可单独使用或与多西他赛联合。由于毒性有很大不同，因此，应根据临床情况彻底讨论联合用药在进展期疾病中的使用。有两项随机研究探索了吉西他滨联合多西他赛，一项针对STS的SARC研究，另一项是针对LMS的法国肉瘤工作组研究[36-37]。两项研究结果是矛盾的，联合用药的真正获益仍未明确，即使在LMS中亦是如此；相反，吉西他滨作为单药治疗极具可管理性。对譬如晚期RPS的姑息性治疗效果须予以高度重视，应制订个体化治疗方式，尤其在LMS和UPS。

帕唑帕尼是一种多靶点酪氨酸激酶抑制剂，用于治疗经治的晚期非脂肪细胞肉瘤。与安慰剂相比，帕唑帕尼在PFS方面有统计学意义（12.5个月 vs 10.7个月），但无OS获益[4, 11]。2016年，海洋衍生化合物艾瑞布林被FDA和EMA批准用于经治的LPS治疗。在LPS队列，艾瑞布林对比达卡巴嗪在OS方面有所改善（15.6个月 vs 8.4个月），但中位PFS无差异[38]。

目前，多学科肉瘤委员会推荐更积极的治疗方法和多种治疗手段综合应用，改善了转移性RPS患者的中位OS和PFS。总的来说，导致这些结果可能原因颇多。尽管收效甚微，临床医生依然会采用更多线的治疗，以期提高患者的OS。无论如何，只有多学科协作诊治才可能带来最大的生存获益。事实上，除了最佳手术和内科治疗，在临床综合处置中始终需要考虑局部治疗如RITA和（或）放疗。只有完全掌握这些疾病的病理、临床和治疗方面的特点，在保证患者有一定的生活质量的前提下，专家们才能为患者制订更适宜的处置方案，以期最大限度延长其生存时间。

参考文献

［1］FLETCHER CDM，BRIDGE JA，HOGENDOORN PCW，et al. WHO classification of tumours of soft tissue and bone［M］. Lyon：IARC Press，2013.

［2］WOLL PJ，REICHARDT P，LE CESNE A，et al. Adjuvant chemotherapy with doxorubicin, ifosfamide，and lenograstim for resected soft-tissue sarcoma（EORTC 62931）：a multicentre randomised controlled trial［J］. Lancet Oncol，2012，13（10）：1045-1054.

［3］TOULMONDE M，BONVALOT S，MÉEUS P，et al. Retroperitoneal sarcomas：patterns of care at diagnosis，prognostic factors and focus on main histological subtypes：a multicenter analysis of the French Sarcoma Group［J］. Ann Oncol，2014，25（3）：735-742.

［4］CASALI PG，ABECASSIS N，BAUER S，et al. Soft tissue and visceral sarcomas：ESMOEURACAN Clinical Practice Guidelines for diagnosis，treatment and follow-up［J］. Ann Oncol（Epub ahead of print），2018，doi：10.1093/annonc/mdy096.

［5］VAN HOUDT WJ，ZAIDI S，MESSIOU C，et al. Treatment of retroperitoneal sarcoma：current standards and new developments［J］. Curr Opin Oncol，2017，29（4）：260-267.

［6］WAGNER AJ，MALINOWSKA-KOLODZIEJ I，MORGAN JA，et al. Clinical activity of mTOR inhibition with sirolimus in malignant perivascular epithelioid cell tumors：targeting the pathogenic activation of mTORC1 in tumors［J］. J Clin Oncol，2010，28（5）：835-840.

［7］JUDSON I，VERWEIJ J，GELDERBLOM，et al. Doxorubicin alone versus intensified doxorubicin plus ifosfamide for first-line treatment of advanced or metastatic soft-tissue sarcoma：a randomised controlled phase 3 trial［J］. Lancet Oncol，2014，15（4）：415-423.

［8］SEDDON B，STRAUSS SJ，WHELAN J，et al. Gemcitabine and docetaxel versus doxorubicin as first-line treatment in previously untreated advanced unresectable or metastatic soft-tissue sarcomas（GeDDiS）：a randomised controlled phase 3 trial［J］. Lancet Oncol，2017，18（10）：1397-1410.

［9］ERIKSSON M. Histology-driven chemotherapy of soft-tissue sarcoma［J］. Ann Oncol，2010，21（Suppl 7）：vii270-vii276.

［10］SLEIJFER S，OUALI M，VAN GLABBEKE M，et al. Prognostic and predictive factors for outcome to first-line ifosfamide-containing chemotherapy for adult patients with advanced soft tissue sarcomas：an exploratory，retrospective analysis on large series from the European Organization for Research and Treatment of Cancer-Soft Tissue and Bone Sarcoma Group（EORTC-STBSG）［J］. Eur J Cancer，2010，46（1）：72-83.

［11］VAN DER GRAAF WT，BLAY JY，CHAWLA SP，et al. Pazopanib for metastatic soft-tissue sarcoma（PALETTE）：a randomised，double-blind，placebo-controlled phase 3 trial［J］. Lancet，2012，379（9829）：1879-1886.

［12］DEMETRI GD，SCHÖFFSKI P，GRIGNANI G，et al. Activity of eribulin in patients with advanced liposarcoma demonstrated in a subgroup analysis from a randomized phase Ⅲ study of eribulin versus dacarbazine［J］. J Clin Oncol，2017，35（30）：3433-3439.

［13］TAP WD，JONES RL，VAN TINE BA，et al. Olaratumab and doxorubicin versus doxorubicin alone for treatment of soft-tissue sarcoma：an open-label phase 1b and randomized phase 2 trial［J］. Lancet，2016，388（10043）：488-497.

［14］RAUT CP，MICELI R，STRAUSS DC，et al．External validation of a multi-institutional retroperitoneal sarcoma nomogram［J］．Cancer，2016，122（9）：1417-1424．

［15］TRANS-ATLANTIC RPS WORKING GROUP．Management of recurrent retroperitoneal sarcoma（RPS）in the adult：a consensus approach from the Trans-Atlantic RPS Working Group［J］．Ann Surg Oncol，2016，23（11）：3531-3540．

［16］MIURA JT，CHARLSON J，GAMBLIN TC，et al．Impact of chemotherapy on survival in surgically resected retroperitoneal sarcoma［J］．Eur J Surg Oncol，2015，41（10）：1386-1392．

［17］TAN MCB，BRENNAN MF，KUK D，et al．Histology-based classification predicts pattern of recurrence and improves risk stratification in primary retroperitoneal sarcoma［J］．Ann Surg，2016，263（3）：593-600．

［18］BONVALOT S，CAVALCANTI A，LE PÉCHOUX C，et al．Randomized trial of cytoreduction followed by intraperitoneal chemotherapy versus cytoreduction alone in patients with peritoneal sarcomatosis［J］．Eur J Surg Oncol，2005，31（8）：917-923．

［19］TRANS-ATLANTIC RPS WORKING GROUP．Management of primary retroperitoneal sarcoma（RPS）in the adult：a consensus approach from the Trans-Atlantic RPS Working Group［J］．Ann Surg Oncol，2015，22（1）：256-263．

［20］GRONCHI A，BONVALOT S，LE CESNE A，et al．Resection of uninvolved adjacent organs can be part of surgery for retroperitoneal soft tissue sarcoma［J］．J Clin Oncol，2009，27（12）：2106-2107．

［21］GRONCHI A，STRAUSS DC，MICELI R，et al．Variability in patterns of recurrence after resection of primary retroperitoneal sarcoma（RPS）：a report on 1007 patients from the multi-institutional collaborative RPS working group［J］．Ann Surg，2016，263（5）：1002-1009．

［22］GRONCHI A，COLOMBO C，RAUT CP．Surgical management of localized soft tissue tumors［J］．Cancer，2014，120（17）：2638-2648．

［23］PASQUALI S，VOHRA R，TSIMOPOULOU I，et al．Outcomes following extended surgery for retroperitoneal sarcomas：results from a UK referral centre［J］．Ann Surg Oncol，2015，22（11）：3550-3556．

［24］GRONCHI A，MICELI R，SHURELL E，et al．Outcome prediction in primary resected retroperitoneal soft tissue sarcoma：histology-specific overall survival and disease freesurvival nomogram built on major sarcoma center data sets［J］．J Clin Oncol，2013，31（13）：1649-1655．

［25］SARCOMA META-ANALYSIS COLLABORATION．Adjuvant chemotherapy for localised resectable soft-tissue sarcoma of adults：meta-analysis of individual data［J］．Lancet，1997，350（9092）：1647-1654．

［26］PERVAIZ N，COLTERJOHN N，FARROKHYAR F，et al．A systematic meta-analysis of randomized controlled trials of adjuvant chemotherapy for localized resectable soft-tissue sarcoma［J］．Cancer，2008，113（3）：573-581．

［27］GRONCHI A，FERRARI S，QUAGLIUOLO V，et al．Histotype-tailored neoadjuvant chemotherapy versus standard chemotherapy in patients with high-risk soft-tissue sarcomas（ISG-STS 1001）：an international，open-label，randomised，controlled，phase 3，multicentre trial［J］．Lancet Oncol，2017，18（6）：812-822．

［28］DATTA J，ECKER BL，NEUWIRTH MG，et al．Contemporary reappraisal of the efficacy of adjuvant chemotherapy in resected retroperitoneal sarcoma: evidence from a nationwide clinical oncology database and review of the literature [J]. Surg Oncol, 2017, 26 (2): 117-124.

[29] GRONCHI A, DE PAOLI A, DANI C, et al. Preoperative chemo-radiation therapy for localised retroperitoneal sarcoma: a phase Ⅰ-Ⅱ study from the Italian Sarcoma Group [J]. Eur J Cancer, 2014, 50 (4): 784-792.

[30] BLAY JY, VAN GLABBEKE M, VERVWEIJ J, et al. Advanced soft-tissue sarcoma: a disease that is potentially curable for a subset of patients treated with chemotherapy [J]. Eur J Cancer, 2003, 39 (1): 64-69.

[31] KIM DB, GRAY R, LI Z, et al. Effect of nephrectomy for retroperitoneal sarcoma on post-operative renal function [J]. J Surg Oncol, 2018, 117 (3): 425-429.

[32] GARCIA-CARBONERO R, SUPKO JG, MANOLA J, et al. Phase Ⅱ and pharmacokinetic study of ecteinascidin 743 in patients with progressive sarcomas of soft tissues refractory to chemotherapy [J]. J Clin Oncol, 2004, 22 (8): 1480-1490.

[33] LE CESNE A, BLAY JY, JUDSON I, et al. Phase Ⅱ study of ET-743 in advanced soft tissue sarcomas: A European Organisation for the Research and Treatment of Cancer (EORTC) soft tissue and bone sarcoma group trial [J]. J Clin Oncol, 2005, 23 (3): 576-584.

[34] YOVINE A, RIOFRIO M, BLAY JY, et al. Phase Ⅱ study of ecteinascidin-743 in advanced pretreated soft tissue sarcoma patients [J]. J Clin Oncol, 2004, 22 (5): 890-899.

[35] DEMETRI GD, CHAWLA SP, VON MEHREN M, et al. Efficacy and safety of trabectedin in patients with advanced or metastatic liposarcoma or leiomyosarcoma after failure of prior anthracyclines and ifosfamide: results of a randomized phase Ⅱ study of two different schedules [J]. J Clin Oncol, 2009, 27 (25): 4188-4196.

[36] MAKI RG, WATHEN JK, PATEL SR, et al. Randomized phase Ⅱ study of gemcitabine and docetaxel compared with gemcitabine alone in patients with metastatic soft tissue sarcomas: results of Sarcoma Alliance for Research Through Collaboration study 002 [J]. J Clin Oncol, 2007, 25 (19): 2755-2763.

[37] PAUTIER P, FLOQUET A, PENEL N, et al. Randomized multicenter and stratified phase Ⅱ study of gemcitabine alone versus gemcitabine and docetaxel in patients with metastatic or relapsed leiomyosarcomas: a Fédération Nationale des Centres de Lutte Contre le Cancer (FNCLCC) French Sarcoma Group Study (TAXOGEM study) [J]. Oncologist, 2012, 17 (9): 1213-1220.

[38] SCHÖFFSKI P, CHAWLA S, MAKI RG, et al. Eribulin versus dacarbazine in previously treated patients with advanced liposarcoma or leiomyosarcoma: a randomised, open-label, multicentre, phase 3 trial [J]. Lancet, 2016, 387 (10028): 1629-1637.

（译者：王芬，校对：王天宝）

第十二章 腹膜后肉瘤复发风险预测

Dario Callegaro，Alessandro Gronchi，Andrea Napolitano，Bruno Vincenzi

一、腹膜后肉瘤复发的生物学特点

总体而言，软组织肉瘤包含超过60种不同的病理类型，其中有5种类型占据全部腹膜后肉瘤（RPS）的90%：高分化脂肪肉瘤（well-differentiated liposarcoma，WDLPS）、去分化脂肪肉瘤（dedifferentiated liposarcoma，DDLPS）、平滑肌肉瘤（leiomyosarcoma，LMS）、孤立性纤维瘤（solitary fibrous tumor，SFT）、恶性周围神经鞘瘤（malignant peripheral nerve sheath tumor，MPNST）。这些不同病理类型肿瘤的生物学行为各不相同，其局部、远处、早期和晚期复发的风险也存在差异[1-4]。

腹膜后脂肪肉瘤是最常见的病理类型，发病率占全部RPS的50%。其中，DDLPS的发病率占全部RPS的35%，可分为中级别或高级别肿瘤两类。中级别肿瘤具有高的局部复发趋势（7年约有40%复发），但远处转移的风险较低（同期转移率约为10%）。高级别的DDLPS则恰恰相反，虽然其7年局部复发的风险跟中级别肿瘤一样也是40%，但其远处转移的风险很高（5年远处转移率为30%）。由于这个原因，高级别DDLPS的7年总体生存率仅为30%，而中级别DDLPS为50%[4]。

WDLPS占总RPS的25%。这是一种低级别肿瘤，但常常在出现临床症状前或明确诊断时已经出现大范围转移。WDLPS的7年生存率约为80%。由于该肿瘤的增殖惰性较大，其早期局部复发的潜能不大，但需要在首次术后进行长期随访，及时发现术后10年以上可能出现的局部复发。WDLPS的7年局部复发率可高达30%[4]。

LMS占全部RPS的20%。大多数平滑肌肉瘤来源于腹部静脉血管，尤其以下腔静脉、肾静脉和生殖静脉多发。LMS的特点是具有很高的局部复发和远处转移风险。实际上，大约50%的LMS患者会在术后的第一个5年内出现转移，在该时间段内，大概有10%的患者出现复发。LMS出现肿瘤血性转移的机会也要多于局部复发[4]。

SFT占所有RPS的6%。典型的SFT往往可以通过恰当的外科切除手术而达到治愈标准。然而，大约有10%的肿瘤具有较强的侵袭和转移能力（即所谓的恶性独立性纤维瘤）。腹膜后孤立性纤维瘤局部复发率低于其他RPS，其7年复发率为10%，生存率为80%[4]。

MPNST占所有RPS的3%。这种肿瘤的远处转移和局部复发风险均比较高，可见于神经纤维瘤病患者[4]。

除了上述数据，在众多其他因素中，RPS的某些特殊亚型及不同类型之间的生物学特性也是复发风险评估的重要参考指标[5]。

二、依据个体资料进行个体化预测

1. 复发风险预测的统计学终点和预测方法

目前最常采用的复发终点是无病生存期（disease-free survival，DFS），也被称为无复发生存期。DFS被界定为从接受明确治疗（RPS外科治疗）到局部复发、远处转移或死亡（不管哪一个先发生）之间的时期。由于局部复发的位置会直接影响患者的生存，无局部复发生存期、无转移生存期、局部复发或远处转移的总累积发生率也常用做DFS的补充。总体生存期（overall survival，OS）是指从明确治疗到各种原因导致死亡之间的时期，和疾病特异死亡率一起常用来解释某些数据或推断复发对死亡率的影响。

多因素生存分析可以分为两大类：加速失效时间模型和比例危险法（包括半参数Cox模型和全参数方法）[6]。

加速失效时间模型是假定协变量的影响是通过某个常量升高或降低生存曲线实现的。该方法最吸引人的地方在于其分析的终点事件就是一系列已知中间环节过程的最终结果。另一方面，比例危险法假设协变量通过一个常量增加某件事情发生的风险，这意味着一个亚组与另一个亚组的相对风险是一个随时间变化的常量。这些模型中，Cox比例风险模型是医学研究中最常用的进行生存数据分析的多因素分析方法[7]。

当危险比例被假定为稳定不变的且与竞争性事件（阻止原发性事件发生的事件）无关时，Cox模型是可靠的分析方法[8]。当我们研究的结果，如局部或远处肿瘤复发，由于竞争性事件（如患者在复发以前死亡）而没有发生时，就应当选用其他的模型，如Fine和Gray模型进行数据分析[9]。

2. 复发预测工具：列线图

列线图被开发为图画式计算工具，用来进行数学功能的模拟化计算。在生物医学研究中，尤其是肿瘤学研究方面，这种工具可以通过转换生存分析得到危害比，从而预测个性化风险[10]。

传统列线图的每一种变量都有其刻度值。每一个变量的值都一一对应一个分数，通常的制图为一条直线到另一条轴线（点轴线）。分数的总和反映了协变量的联合作用。目前可以通过使用网站提供的像智能手机、平板APP或者网站数字计算器来克服画图工具使用导致的偏差。

使用列线图的第一步需要先找出一个可以用数学模型解答、清晰、可定位及追踪问题。变量（协变量）的选择是下一个重要步骤，基本变量的排除、非必需变量的纳入，都显著影响统计模型和导出的列线图。列线图一旦生成就需要在一个无偏斜的设定中来验证其判断效力（即判断某个体是否会出现研究事件，或者两者中哪一方会提前出现研究事件）和分级能力（即预测与观察结果的接近程度）以及在离散和多样化的人群中的适应性。理论上，列线图的适应性应该通过外部数据进行验证。内部验证则需使用交叉验证法和拔靴法，即将模型反复应用到从原始队列资料中随机选择的样本数据，予以进一步验证，以消除部分但不是全部的偏差[10]。

三、列线图在腹膜后肉瘤患者中的应用

2002年，纽约Memorial Sloan Kettering癌症中心首次应用列线图预测全身软组织肉瘤患者的肉瘤相关性死亡率[11]。该列线图中所使用的变量包括肿瘤确诊年龄、肿瘤大小、组织学分级、组织学亚型、浸润深度及发病位置。从统计学角度看，正是由于这个变量违背了比例风险假设（即该变量会随时间的变化而变化），才使得该列线图由基于等级变量分层的多变量Cox回归模型分化而来。这项开创性工作之后，已有多个列线图用于预测软组织肉瘤患者的预后，但这些列线图通常用于某些特定类型的肉瘤，例如纤维肉瘤[12]、脂肪肉瘤[13]或者滑膜肉瘤[14-15]。

2010年，Anaya等人首先制作关于腹膜后肉瘤手术及药物疗效的分析列线图[16]，包含变量：年龄（cut-off为65岁）、肿瘤大小（cut-off为15cm）、多病灶、切除的完整性、组织学及肿瘤表现（原发或复发）。预测的结果是3年及5年的中位OS。多变量Cox模型被用来制作列线图。虽然该列线图可以预测出RPS患者的预后转折点，但是仍存在一些局限性，例如：①30%的患者在肿瘤进展过程中合并复发转移，尽管在分析中采用"肿瘤表观"这一变量收集肿瘤的异质性信息，但复发和转移灶与原发灶之间的生物学和组织学差异仍然能明显地导致模型混乱；②仅考虑组织学分型（WDLPS、DDLPS及其他型），忽视了组织分级的作用[16]；③年龄和肿瘤大小被主管采用指定的cut-off值，作为分类变量。

同一年，Ardoino等人基于五项变量（年龄、肿瘤分级、组织学分型、肿瘤大小及周边浸润）利用列线图对RPS患者的5到10年生存率进行了预测[17]。与Anaya等人采用的模型相反，本列线图只包括原发RPS的患者，年龄及大小也被作为连续变量进行分析。有趣的是，肿瘤

大小的风险分级上升至25cm之后出现下降，这种结果可能反映出这样一个事实，即WDLPS或中级DDLPS体积通常较大，二者与LMS或高级DDLPS相比具有更好的预后。延长观察时间至10年可以更好地获得某些特定肿瘤如WDLPS的晚期复发情况。该模型的缺陷是将WDLPS与DDLPS均限定于"脂肪肉瘤"组，纳入患者的数量也较小。

更重要的是，无论是Anaya还是Ardoino的列线图均没有进行外部验证，并且他们仅仅是对OS进行了预测，并没有进行特定的肿瘤相关性预测，如局部复发、远处转移或DFS。

2013年，大多数上述缺陷终被克服。当时Gronchi等人发表了一项由国际多中心协作完成的用于预测原发性RPS7年OS及DFS双列线图的研究结果（图12-1）[18]，研究中纳入了来自3个主要肉瘤中心的500多名患者，消除了一些可能存在于单一机构研究中的选择性偏倚。重要的是，这些患者接受了最新的治疗策略，例如积极的扩大手术治疗。另一方面，由于患者随访的限制，预测时长仅限于7年。这些OS和DFS列线图基于多变量Cox回归模型。OS列线图的协变量包括肿瘤分级、大小、组织学类型、患者年龄、多灶性和手术切除的程度。除手术切除范围和患者年龄之外的相同变量均为DFS列线图所采用。患者年龄和肿瘤大小也被作为连续性变量，组织学亚型也根据国际卫生组织最新的分类系统扩展到了7个不同的类型[18]。

重要的是，这些模型经历了三次独立的外部验证，均显示出良好的判别能力，因此，被纳入最新版的美国癌症联合委员会/国际癌症控制联盟制定的RPS分类标准[18-20]。最后，两个列线图也已被集成到智能手机的应用程序"Sarculator"之中，使临床医生有机会实时应用此预测工具（图12-2）。

2016年，Tan等人发展了一个新的用于预测RPS术后3年、5年、10年疾病相关死亡、局部复发及远处转移的列线图[21]。该列线图的主要优点在于延长了数据收集的随访时间并对局部复发和远处转移进行了单独预测分析。但该列线图中的系列数据均来自单一研究中心，RPS的治疗也主要是以切除肿瘤本身及明显受浸润器官为代表的手术治疗而没有进行其他辅助治疗，这种治疗方式也是数年没有改变。因此，在没有任何外部验证的情况下，这些列线图在本研究中心以外适用性仍然存疑。另外，这些模型中使用的双层分级系统不能将中级与高级肿瘤的预后进行分别判断。目前可用的RPS列线图优劣性比较详见于表12-1[22]。

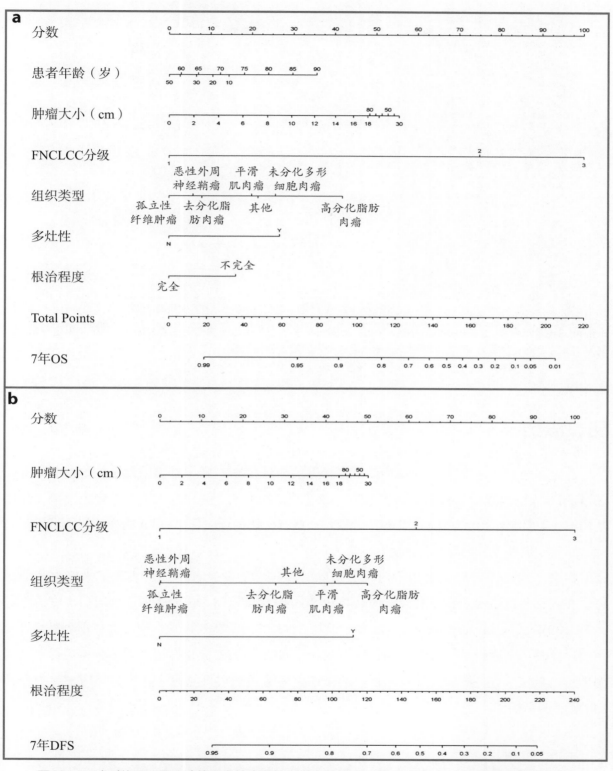

图12-1 该列线图可用于计算原发性腹膜后肉瘤术后7年的总体生存率（a）和无病生存率（b）

要使用OS列线图，首先要在相应的轴线上确定患者的年龄并画一条直线到"点"轴线上以确定与年龄相关的评分。之后对其他所有的协变量（肿瘤大小、FNCLCC分级、组织类型、多灶性及根治程度）重复这一过程。然后将每一个协变量得分相加求和并在"全部点数"轴上找到总分数，最后画一条直线到7年总体生存轴上就可以获得生存概率（征得文献［18］许可后再转载）。

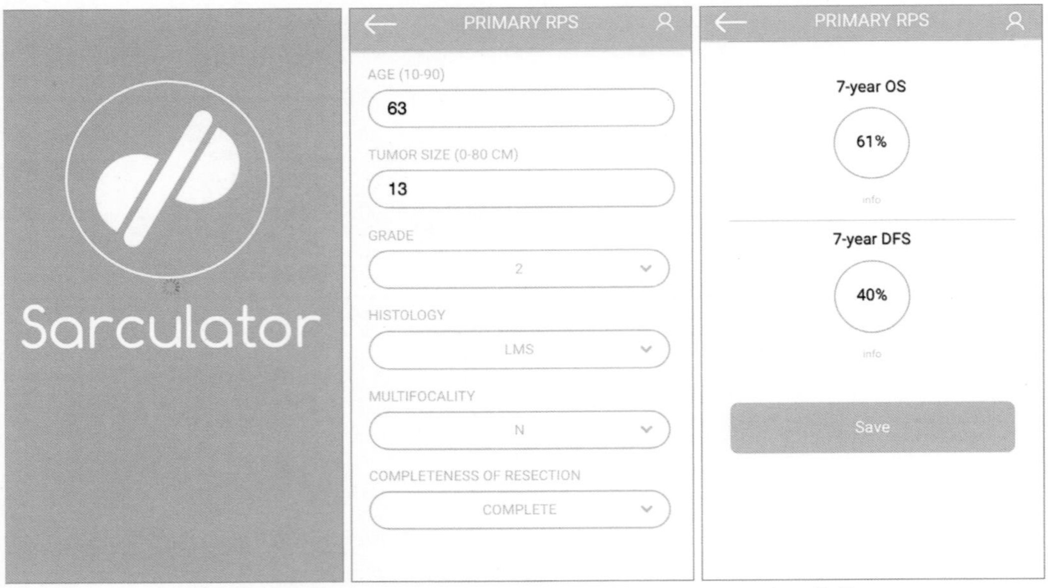

图12-2　来自Sarculator app（Digital Forest S.r.l.）的屏幕截图

本例为63岁老年患者，G2脂肪肉瘤直径13cm，接受切除手术（非多灶性病变，完整切除），7年总体生存率预测值为61%，无病生存率为40%。Sarculator app可从官方网站上免费下载。

四、总结

总之，经过多年努力，现可为RPS患者提供几种预测工具。对于原发性RPS患者而言，Gronchi等人的列线图是目前最强大且唯一经过验证的工具（图12-1）。在特定情况下，谨慎使用Anaya的列线图可为复发的RPS患者提供一些有价值的预后信息。Tan的列线图则可用于对远处转移或局部复发风险进行预测。

将来，列线图可能更适用于对无法切除、转移、复发患者的预测或用于术前方案的制订。在2018年的Connective Tissue Oncology Society会议期间，由跨大西洋腹膜后肉瘤协作组（TARPSWG，www.tarpswg.org）提出针对复发性RPS的最新列线图，相信会在不久以后投入使用。此外，基因组学、放射学和免疫学变量（如CINSARC分子标记）的整合将会提高列线图的预测效能[23]。最后，列线图提供的个体化风险预测很可能成为随机化临床试验中选择RPS患者的新标准。

表12-1　用于腹膜后肉瘤患者分析的列线图

研究	患者群体		序列特点				列线图细节		内部验证	外部验证
作者（年份）	患者数量	中位随访时间	选择标准	时间跨度	中心数量	预测结果	协变量	多变量模型	一致性指数	一致性指数
Anaya等（2010）[16]	343 －术前/术后CT 155（45%） －术前/术后RT 111（32%） －未完整切除35（10%）	50个月	原发或复发，非转移性病变，可切除	1996—2006	1	3年和5年中位OS	组织类型（WDLPS，DDLPS，其他），切除完整性，年龄（分两组，cut-off值65岁），肿瘤大小（分两组，cut-off值15cm），多灶性病变，表现（原发 vs 复发）	Cox	0.73 （0.71～0.75）#	n/a
Ardoino等（2010）[17]	192 －术前/术后CT 57（29.6%） －术前/术后RT 58（30.2%） －未完整切除1（7.3%）	55个月	原发，局部，可切除	1985—2007	1	5年和10年OS	组织类型（5类），FNCLCC分级，大小（连续变量），边缘（完整切除 vs 非完整切除），年龄（连续变量）	分段指数	0.73	n/a
Gronchi等（2013）[18]	523 －术前/术后CT 207（39.6%） －术前/术后RT 193（36.9%） －未完整切除48（9.2%）	45个月	原发，局部，可切除	1999—2009	3	7年OS	FNCLCC分级，肿瘤大小（连续变量），组织类型（7类），患者年龄（连续变量），多灶性病变（是 vs 否），切除程度（完整 vs 不完整切除）	Cox	0.74	0.67～0.73#
	475	—	—	—	—	7年DFS	FNCLCC分级，肿瘤大小（连续变量），组织类型（7类），多灶性病变（是 vs 否）	Cox	0.71	0.68～0.69#
Tan等（2016）[21]	632 －术前/术后CT 121（18%） －术前/术后RT 54（8%） －未完整切除58（9%）	40个月	原发，局部，可切除	1982—2010	1	3年，5年，10年DSD	组织类型（7类），切除程度（R0/R1 vs R2），器官切除数量（分两组，cut-off值3），大小（3类），RT（是/否）	Fine和Gray	0.71# （0.66～0.74）	n/a
	574	—	—	—	—	3年，5年，10年局部复发率	组织类型（7类），年龄（分两组，cut-off值65），切除程度（R0 vs R1），位置（盆腔 vs 其他），器官切除（是/否），cut-off值3）	Fine和Gray	0.71# （0.67～0.75）	n/a
	632	—	—	—	—	3年，5年，10年远处转移率	组织类型（7类），器官切除数量（0 vs 1~2 vs 3），大小（3类），RT（是 vs 否），血管切除（是/否）	Fine和Gray	0.74# （0.69～0.77）	n/a

pre/postop CT: 术前/后化疗，pre/postop RT: 术前/后放疗，FU: 随访，OS: 总体生存，WDLPS: 高分化脂肪肉瘤，DDLPS: 去分化脂肪肉瘤，DFS: 无病生存，LR: 局部复发，DR: 远处复发，n/a: 不可用，#: 95%的置信区间（引自参考文献［22］）。

参考文献

［1］LEWIS JJ, LEUNG D, CASPER ES, et al. Multifactorial analysis of long-term follow-up（more than 5 years）of primary extremity sarcoma［J］. Arch Surg, 1999, 134（2）: 190-194.

［2］MORRISON BA. Soft tissue sarcomas of the extremities［J］. Proc（Bayl Univ Med Cent）, 2003, 16（3）: 285-290.

［3］BONVALOT S, RAUT CP, POLLOCK RE, et al. Technical considerations in surgery for retroperitoneal sarcomas: position paper from E-Surge, a master class in sarcoma surgery, and EORTC-STBSG［J］. Ann Surg Oncol, 2012, 19（9）: 2981-2991.

［4］GRONCHI A, STRAUSS DC, MICELI R, et al. Variability in patterns of recurrence after resection of primary retroperitoneal sarcoma（RPS）: a report on 1007 patients from the Multi-institutional Collaborative RPS Working Group［J］. Ann Surg, 2016, 263（5）: 1002-1009.

［5］MACNEILL AJ, MICELI R, STRAUSS DC, et al. Post-relapse outcomes after primary extended resection of retroperitoneal sarcoma: a report from the Trans-Atlantic RPS Working Group［J］. Cancer, 2017, 123（11）: 1971-1978.

［6］BRADBURN MJ, CLARK TG, LOVE SB, et al. Survival analysis part II: multivariate data analysis-an introduction to concepts and methods［J］. Br J Cancer, 2003, 89（3）: 431-436.

［7］COX DR. Regression models and life tables［J］. J R Stat Soc Series B Stat Methodol, 1972, 34（2）: 187-220,

［8］DIGNAM JJ, ZHANG Q, KOCHERGINSKY M. The use and interpretation of competing risks regression models［J］. Clin Cancer Res, 2012, 18（8）: 2301-2308.

［9］FINE JP, GRAY RJ. A proportional hazards model for the subdistribution of a competing risk. J Am Stat Assoc, 1999, 94（446）: 496-509.

［10］BALACHANDRAN VP, GONEN M, SMITH JJ, et al. Nomograms in oncology: more than meets the eye［J］. Lancet Oncol, 2015, 16（4）: e173-e180.

［11］KATTAN MW, LEUNG DH, BRENNAN MF. Postoperative nomogram for 12-year sarcoma-specific death［J］. J Clin Oncol, 2002, 20（3）: 791-796.

［12］CRAGO AM, DENTON B, SALAS S, et al. A prognostic nomogram for prediction of recurrence in desmoid fibromatosis［J］. Ann Surg, 2013, 258（2）: 347-353.

［13］DALAL KM, KATTAN MW, ANTONESCU CR, et al. Subtype specific prognostic nomogram for patients with primary liposarcoma of the retroperitoneum, extremity, or trunk［J］. Ann Surg , 2006, 244（3）: 381-391.

［14］CANTER RJ, QIN LX, MAKI RG, et al. A synovial sarcoma-specific preoperative nomogram supports a survival benefit to ifosfamide-based chemotherapy and improves risk stratification for patients［J］. Clin Cancer Res, 2008, 14（24）: 8191-8197.

［15］CALLEGARO D, MICELI R, MARIANI L, et al. Soft tissue sarcoma nomograms and their incorporation into practice［J］. Cancer, 2017, 123（15）: 2802-2820.

［16］ANAYA DA, LAHAT G, WANG X, et al. Postoperative nomogram for survival of patients with retroperitoneal sarcoma treated with curative intent［J］. Ann Oncol, 2010, 21（2）: 397-402.

［17］ARDOINO I, MICELI R, BERSELLI M, et al. Histology-specific nomogram for primary retroperitoneal soft tissue sarcoma [J] . Cancer, 2010, 116（10）: 2429-2436.

[18] GRONCHI A, MICELI R, SHURELL E, et al. Outcome prediction in primary resected retroperitoneal soft tissue sarcoma: histology-specific overall survival and disease-free survival nomograms built on major sarcoma center data sets [J] . J Clin Oncol , 2013, 31（13）: 1649-1655.

[19] RAUT CP, MICELI R, STRAUSS DC, et al. External validation of a multi-institutional retroperitoneal sarcoma nomogram [J] . Cancer, 2016, 122（9）: 1417-1424.

[20] CHOU YS, LIU CY, CHANG YH, et al. Prognostic factors of primary resected retroperitonealsoft tissue sarcoma: analysis from a single Asian tertiary center and external validation of Gronchi's nomogram [J] . J Surg Oncol, 2016, 113（4）: 355-360.

[21] TAN MC, BRENNAN MF, KUK D, et al. Histology-based classification predicts pattern of recurrence and improves risk stratification in primary retroperitoneal sarcoma [J] . Ann Surg , 2016, 263（3）: 593-600.

[22] CALLEGARO D, MICELI R, GLADDY RA. Prognostic models for RPS patients-Attempting to predict patient outcomes [J] . J Surg Oncol , 2018, 117（1）: 69-78.

[23] CHIBON F, LAGARDE P, SALAS S, et al. Validated prediction of clinical outcome in sarcomas and multiple types of cancer on the basis of a gene expression signature related to genome complexity [J] . Nat Med, 2010, 16（7）: 781-787.

（译者：王春冰，校对：王天宝）

第十三章

转移性病变的多模式管理

Alexia F. Bertuzzi，Umberto Cariboni，Matteo M. Cimino，Guido Torzilli

一、概述

即使首次腹膜后肿瘤手术为完整切除，仍有超过50%的患者会出现复发，20%~25%的患者则会发生远处转移。可切除的局部复发患者首选的治疗方式依然是手术，对某些患者而言能够进行手术切除就意味着有再次治愈的机会。然而，对存在复发高危因素的患者而言，完整切除是一个很难实现的目标，这些患者多存在不可切除或拟切除边界不能确定的腹部病灶或转移性病灶，后者是指合并肝、肺远处转移或者多中心的腹部病灶（即平时所说的肉瘤病）。尽管有多种方法可选，合并转移性RPS患者的预后仍然很差，其平均中位生存时间仅为16个月，5年生存率也仅为5%[1]。对不能切除或者已经出现转移的RPS而言，应该是由多位不同学科领域的专家集体讨论现有的外科和内科治疗方法、肿瘤的罕见性和异质性（组织类型、分级、组织间隔、范围）、患者的特点（年龄、一般情况、并发症）和最终治疗目标，然后制订最恰当的治疗策略。

首先，要对肿瘤做出明确的诊断并对患者自身情况做出恰当的评估。其中，第一步评估是对原发肿瘤的病理学回顾，包括对不同单位的肿瘤中心做出诊断的差异性进行评估[2]。由于多数患者可能在就诊前接受过某些治疗，肉瘤评估委员会还需要对可切除的具体细节问题、化疗药物的类型及其累积剂量（如蒽环类药物和异环磷酰胺）、放疗照射部位及其剂量等问题进行综合的回顾性评估。

还必须根据肿瘤的病理学类型选用恰当的影像学检查手段以明确肿瘤的实际分期情况。来源于腹膜的病变宜选用腹部或盆腔CT进行检查[3]。腹部MRI可用于鉴别病变是术后复发还是术后纤维增生/疤痕结节，也可用于判断神经血管来源肿瘤，尤其是脊柱旁的病变。肝脏MRI可以用来鉴别三维CT或者肝脏超声检查发现的转移性病灶。18F-FDG-PET在肉瘤中的应用仍然存在争议，但其可以明确鉴别腹膜来源的病灶或用来判断某些特殊组织学亚型肿瘤是否存在骨侵犯的情况。对进展期RPS进行组织学活检也是需要的。腹腔内包块通常是在CT引导下由放射学专家不经腹腔进行活检。只有当影像学检查不清楚或无病生存间隔较长的情况下，才需要对少数患者的肝部或者肺部病灶进行组织学诊断。

对患者的评估首先需要对其基础疾病、一般情况、有无手术或其他治疗导致的并发症、肢体残疾以及当前疾病表现出来的临床症状等情况有一个深入的认识。在此种罕见病变的评估中，患者本身占据了非常重要的角色，是在制订诊疗决策的过程中不可或缺的重要部分。此外，在晚期病变患者的评估中，其他相关因素如治疗目标、治疗成本和受益之间的平衡均会影响到治疗方法的选择。

肉瘤的多学科诊疗团队必须包括内科、外科、肿瘤放疗、肉瘤病理和影像学专家。委员会也必须要充分考虑上面提到的有关该疾病和患者的所有信息。一份简明的、包含患者一般情况和治疗目标的治疗策略是值得推荐的。

潜在可切除的局部晚期病灶或同时性转移灶是最好的一种情况，新辅助治疗能使该类患者的原发灶和（或）转移性病灶获得切除的可能性，这是转移性RPS患者获得长期生存的唯一希望。

尽管目前还没有相关的随机对照研究报道，但为了能够进行外科手术，在RPS治疗中也应当考虑新辅助化疗或辅助放化疗。为更好地了解肿瘤的生物学特性并就侵袭性治疗手段予以恰当评估，应当考虑采用一线化疗方案进行化疗或对某些特定类型的肿瘤进行无任何处理措施的观察。

为了能够确保肿瘤获得根治性切除的机会，多种药物的联合化疗应当作为一线方案以增加肿瘤对化疗的反应，缩小原发肿瘤的体积。对那些化疗敏感的肿瘤，如滑膜肉瘤或平滑肌肉瘤，其效果明显。

能够行转移灶切除至少要达到两个基本标准：能够完整地切除原发病灶；经过或不经过局部处理能够完整切除转移灶[4]。目前，创伤较小的其他局部疗法，如射频消融治疗和立体定向放疗，都是认可的治疗方法，这两种手段都具有更少的并发症，需要中断全身治疗的时间也更短[5-6]。然而，这些方法的选用需要患者具备较好的预后因素，如肿瘤体积较小、至少有12月或更长时间的无病生存期、对全身治疗具有确定的良好反应或病变的稳定期长。

相反地，对于多发转移和（或）腹腔肉瘤病（不可切除者）患者，应该直接给予姑息性治疗方案。一般情况良好者给予全身化疗或支持治疗[7]。选择这种治疗方案的目的是在保证患者具有一定生活质量的前提下尽量延长其生存时间，选择时需要充分考虑全身治疗带来的获益和毒副反应之间的平衡。序贯给予单药化疗的毒副作用更低且不会显著影响患者的生存。如果病灶缩小能够有效缓解肿瘤相关的急性症状（如痛性肿大的腹部包块或肠道不全梗阻）或有助于维持周围重要结构的功能，即使是在姑息治疗的情况下，也应该考虑采用联合的治疗措施[8]。

协作组指南建议将以蒽环类药物（主要是多柔比星）为基础的化疗方案作为一线治疗方案

（RR为16%~27%，中位生存期为7.3~12.7个月）[9]。

有意思的是，近期研究发现，目前转移性软组织肉瘤的无进展生存和总体生存情况较之前的临床试验有了显著改善，表明临床专家更善于选择有效药物，制订更加激进的方案，药物剂量减少幅度更小或化疗间隔时间更短。另外，即使是姑息疗法，恰当的多学科处理方案，包括放疗或外科治疗等局部方法，都可延长患者的生存期[10]。

针对某些特定的组织类型，可以提供一些专家认可的姑息化疗方案。作为最常见的脂肪肉瘤亚型，高分化脂肪肉瘤（WDLPS）和去分化脂肪肉瘤（DDLPS）具有较明显的化疗抵抗，这两类肿瘤对蒽环类药物为基础的化疗仅有12%的反应率，平均中位生存期也只有15个月[11]。据报道，黏液样脂肪肉瘤（48%）具有比DDLPS（25%）更高的化疗敏感性[12]。异环磷酰胺是DDLPS治疗的二线药物，即使曾经接受过治疗，DDLPS对异环磷酰胺的反应率也达23%~32%[13]。滑膜肉瘤看起来对异环磷酰胺更敏感，反应率连续静脉输入组为19%，而每天口服组为45%[14]。

2007年和2015年曲贝替啶被欧洲委员会和FDA批准用于不可切除或转移性脂肪肉瘤的治疗，与氮烯唑胺相比，其疾病进展和死亡的风险下降了45%。与其良好的耐受性一样，可有效控制疾病的进展是曲贝替啶最为重要的优点，因为这一优点，使用曲贝替啶超过6个周期的患者仍然可以继续使用该药物进行治疗[15-16]。

近来，FDA和欧洲药品局（EMA）同意将艾利布林（Eribulin）用于接受过治疗的LPS的治疗。与氮烯唑胺相比，艾利布林对LPS患者总体生存情况的改善更加明显（8.4个月 vs 15.6个月），但对中位无进展生存期方面的改善则无显著差异[17]。

LMS是起源于腹膜后的第二常见的肿瘤，具有很高的转移潜能。欧洲癌症研究与治疗组织（European Orgranisation for Research and Treatment of Cancer，EORTC）的回顾性研究证据表明多柔比星加氮烯唑胺对LMS有一定的治疗效果，但异环磷酰胺对LMS和孤立性纤维瘤均无效[18-20]。最初的研究发现，多柔比星和氮烯唑胺的临床反应率为41%，而在最近的随机研究表明其反应率下降了16%~30%[21-22]。吉西他滨和多西他赛联合使用的反应率为53%，且明显优于吉西他滨的单独使用[23-25]。GeDDiS实验发现，LMS或来源于子宫的LMS及相关的其他类型肿瘤，对吉西他滨和多西他赛均没有更好的反应，两种药物的联合使用和多柔比星作为一线药物的治疗没有显著差异的效果[26]。

最后，2012年4月份美国FDA同意多激酶抑制剂帕唑帕尼用于治疗晚期且其他治疗无效的非脂肪细胞肉瘤，这种药物能显著改善患者的无进展生存期（HR=0.35），但对总体生存无益[27]。

二、肝转移灶的手术切除

对来源于结直肠和神经内分泌癌的肝转移灶进行切除已经获得了广泛认可，并且已被证实能够给这类转移患者带来更好的预后[28-29]。而非结直肠癌和非内分泌癌肝转移（non-colorectal and non-neuroendocrine liver metastases，NCNNNLM）的手术切除是否有益仍存争议，其手术的效果也因原发病病变病理类型的不同而异。NCCNNLM的定义可追溯至1995年，主要包含了来源于胃癌、乳腺癌和黑色素瘤的肝转移[30]。自90年代后期，仅有少数关于RPS转移的系列研究，患者数量较少，肿瘤的病理学类型也不同，随访时间亦不长。

与发生于四肢和躯干部位的软组织肉瘤不同，原发于内脏器官间叶性肿瘤和RPS的肝转移比较常见，发生率为20%~60%，且对化疗或化疗栓塞疗法均不敏感[31]。最近发表的一篇关于NCNNLM的最大样本量的研究表明，NCNNLM术后死亡率和并发症发生率分别为0~5%和18%~33%[32]。

就转移性肉瘤而言，样本量最大的研究报道3年和5年的总体生存率分别为50%~65%、13%~46%，中位生存时间为24~74个月，病灶的中位数量为1~3。大范围肝切除率（>3个相邻肝段）为25%~61%。影响患者总体生存的危险因素包括从原发病确诊到发现肝转移的时间间隔<24个月、非胃肠道间质瘤、LMS、合并肝外病灶及切缘阳性（表13-1）。

表13-1 肉瘤肝转移患者转移灶切除文献一览表

作者	年份	时期	患者数量	中位转移数目	大范围肝切除	中位生存期/月	3年总生产率	5年总生产率	不良预后因素
Lang et al.[33]	2000	1982—1996	26	2	30	32（R0） 21（R1/2）	未提及	13	未提及
De Matteo et al.[34]	2001	1982—2000	56	1	25	39	50	30	原发灶切除术和肝转移间隔≤24个月
Pawlik et al.[35]	2006	1996—2005	53	3	41	47	65	27	非胃肠间质瘤
Marudanayagam et al.[36]	2011	1997—2009	36		61	26	48	32	平滑肌肉瘤

Lang等报道自1982—1996年接受了34个肝脏转移灶切除的26例LMS患者的资料。由于在1993年以前被当成LMS，GIST也被纳入该研究。虽然该研究并没有对患者的最后结果给出具体细节描述，但其中有23例患者进行了1次，9例进行了2次，2例进行了3次肝脏病灶切

除[33]。De Matteo等发表的回顾性研究表明，肝切除术后GIST或肠道来源LMS与其他肉瘤的生存情况类似。多因素分析表明唯一积极的预后因素就是术后的无病间隔超过2年[34]。2006年，Pawlik等报告了22例RPS或腹部肉瘤患者接受66例肝转移灶切除和（或）射频消融术治疗的情况。多因素分析表明，单独外科切除手术患者的总体生存情况要优于仅仅进行RFA或RFA联合外科切除的患者（中位OS 54个月 vs 32个月），接受化疗处理的患者会有更好的治疗效果[35]。Marudanayagam等报道了36例因肉瘤肝转移而接受肝切除手术的患者资料，其中只有2例患者的肝转移来源于RPS。积极的预后因素包括Non-LMS、切缘阴性和低—中度分化程度[36]。

总之，我们认为，是否进行肉瘤肝转移灶切除应该由多学科诊疗团队根据每个患者具体情况讨论后决定。长的无疾病生存期和良好的化疗敏感性是选择肝切除患者的主要标准。为了保证更好的OS和无疾病生存期，要力求进行R0切除，对偶发肝外病灶也需要尽量予以切除。如果化疗反应率较低，在某些特定患者中也可以进行多次肝脏病灶切除。

三、肺转移灶的手术切除

有20%的软组织肉瘤和40%的骨肉瘤患者会发生肺转移。由于化疗反应率较低，全身化疗在临床实际中的应用有限。因此，孤立肺转移灶的外科切除是标准治疗方案，能够有效延长预期生存时间[37-38]。肺转移灶切除手术前必须经肉瘤诊疗委员会讨论决定，是否适合进行术前联合化疗（新辅助治疗、辅助治疗或二者均采用）。决定的做出必须基于无疾病生存期、转移数量、生长速率和病理类型。

许多研究已经证实一些影响肺转移灶切除预后的常见因素，如年龄、并发症、肿瘤复发病灶的侵袭性、原发肿瘤的病理类型、无疾病生存期、肺转移灶大小、数量及对化疗的反应率。另一方面，消极的预后因素包括男性、双侧病变、高French Federation of Cancer Centers分级（基于肿瘤分化程度、核分裂数和肿瘤坏死情况）和高危的病理类型[39]。

许多文献证明无疾病生存期是最重要的预后因子之一：大于12个月的无疾病生存期与OS的增加呈正相关，小于12个月的无疾病生存期则正好相反[40]。另一个预后因子就是肺部病变的数量[41]。有意思的是，没有一个特异的评分能够将病变数量和OS联系起来：有些研究对少于4个转移灶切除的病例做了报告，有些是关于3个转移灶，还有关于1个转移灶切除的报道，结果显示1个转移灶的5年生存率是70%，2~3个的是46%，超过3个的是22%[6]。其他重要的预后因子包括完整的外科切除、淋巴结大小（<3cm或>3cm）及阴性切缘（切缘阴性患者的5年生存率为82%），切缘阴性也减少了病灶扩散的风险[40-43]。组织学类型也是相关的因素：肺转移来源于骨肉瘤较软组织肉瘤有更好的预后[44]。

研究报道，接受了辅助或新辅助放、化疗患者较单纯接受外科手术切除的患者具有更差的

133

OS。由于接受辅助化疗或新辅助放化疗的患者常常具有影响预后的不良因素，如肿瘤＞3cm、多发和或局部浸润或双侧转移，这一结论难免会存在偏颇。

目前，有多种不同的针对肺转移灶的外科切除方法，包括电视辅助胸腔镜外科手术和开放的胸外科手术，多项研究已经证明前者具有潜在治疗优势。另一方面，对那些多结节转移、局部浸润深度大或有其他不良预后因素的患者而言，开放手术更为适合，因借助于手的触感能发现一些隐匿性转移灶，从而能够尽可能获得R0切除 [39，42，44-45] 。

参考文献

［1］BLAY J-Y，VAN GLABBEKE M，VERWEIJ J，et al. Advanced soft-tissue sarcoma：a disease that is potentially curable for a subset of patients treated with chemotherapy ［J］. Eur J Cancer，2003，39（1）：64-69.

［2］TRANS-ATLANTIC RETROPERITONEAL SARCOMA WORKING GROUP（TARPSWG）. Management of metastatic retroperitoneal sarcoma：a consensus approach from the Trans-Atlantic Retroperitoneal Sarcoma Working Group（TARPSWG）［J］. Ann Oncol，2018，29（4）：857-871.

［3］MESSIOU C，MOSKOVIC E，VANEL D，et al. Primary retroperitoneal soft tissue sarcoma：imaging appearances，pitfalls and diagnostic algorithm ［J］. Eur J Surg Oncol，2017，43（7）：1191-1198.

［4］ABDALLA EK，PISTERS PW. Metastasectomy for limited metastases from soft tissue sarcoma ［J］. Curr Treat Options Oncol，2002，3（6）：497-505.

［5］NAVARRIA P，ASCOLESE AM，COZZI L，et al. Stereotactic body radiation therapy for lung metastases from soft tissue sarcoma ［J］. Eur J Cancer，2015，51（5）：668-674.

［6］JONES RL，MCCALL J，ADAM A，et al. Radiofrequency ablation is a feasible therapeutic option in the multi modality management of sarcoma ［J］. Eur J Surg Oncol，2010，36（5）：477-482.

［7］ANAYA DA，LAHAT G，LIU J，et al. Multifocality in retroperitoneal sarcoma：a prognostic factor critical to surgical decision-making ［J］. Ann Surg，2009，249（1）：137-142.

［8］JUDSON I，VERWEIJ J，GELDERBLOM H，et al. Doxorubicin alone versus intensified doxorubicin plus ifosfamide for first-line treatment of advanced or metastatic soft-tissue sarcoma：a randomised controlled phase 3 trial ［J］. Lancet Oncol，2014，15（4）：415-423.

［9］BRAMWELL V，ANDERSON D，CHARETTE M. Doxorubicinbased chemotherapy for the palliative treatment of adult patients with locally advanced or metastatic soft tissue sarcoma ［J］. Cochrane Database Syst Rev，2003，（3）：CD003293.

［10］FALK AT，MOUREAU-ZABOTTO L，OUALI M，et al. Effect on survival of local ablative treatment of metastases from sarcomas：a study of the French sarcoma group ［J］. Clin Oncol（R Coll Radiol），2015，27（1）：48-55.

［11］ITALIANO A，TOULMONDE M，CIOFFI A. Advanced well-differentiated/dedifferentiated liposarcomas：role of chemotherapy and survival ［J］. Ann Oncol，2012，23（6）：1601-1607.

［12］JONES RL，FISHER C，AL-MUDERIS O，et al. Differential sensitivity of liposarcoma subtypes to chemotherapy ［J］. Eur J Cancer，2005，41（18）：2583-2860.

［13］SANFILIPPO R，BERTULLI R，MARRARI A，et al. High-dose continuous-infusion ifosfamide in advanced well-differentiated/dedifferentiated liposarcoma [J] . Clin Sarcoma Res, 2014, 4 （1）: 16.

[14] PATEL SR, VADHAN-RAJ S, PAPADOPOLOUS N, et al. High-dose ifosfamide in bone and soft tissue sarcomas: results of phase II and pilot studies-dose-response and schedule dependence [J] . J Clin Oncol, 1997, 15（6）: 2378-2384.

[15] DEMETRI GD, VON MEHREN M, JONES RL, et al. Efficacy and safety of trabectedin or dacarbazine for metastatic liposarcoma or leiomyosarcoma after failure of conventional chemotherapy: results of a phase III randomized multicenter clinical trial [J] . J Clin Oncol, 2016, 34（8）: 786-793.

[16] LE CESNE A, BLAY J-Y, DOMONT J, et al. Interruption versus continuation of trabectedin in patients with soft-tissue sarcoma（T-DIS）: a randomised phase 2 trial [J] . Lancet Oncol, 2015, 16 （3）: 312-319.

[17] SCHÖFFSKI P, CHAWLA S, MAKI RG, et al. Eribulin versus dacarbazine in previously treated patients with advanced liposarcoma or leiomyosarcoma: a randomised, open-label, multicentre, phase 3 trial [J] . Lancet, 2016, 387（10028）: 1629-1637.

[18] GOTTLIEB JA, BENJAMIN RS, BAKER LH, et al. Role of DTIC（NSC-45388）in the chemotherapy of sarcomas [J] . Cancer Treat Rep, 1976, 60（2）: 199-203.

[19] SLEIJFER S, OUALI M, VAN GLABBEKE M, et al. Prognostic and predictive factors for outcome to first-line ifosfamide-containing chemotherapy for adult patients with advanced soft tissue sarcomas: an exploratory, retrospective analysis on large series from the European Organization for Research and Treatment of Cancer Soft-Tissue and Bone Sarcoma Group（EORTC-STBSG）[J] . Eur J Cancer, 2010, 46（1）: 72-83.

[20] CASALI PG, ABECASSIS N, BAUER S, et al. Soft tissue and visceral sarcomas: ESMOEURACAN Clinical Practice Guidelines for diagnosis, treatment and follow-up [J] . Ann Oncol, 2018, doi: 10. 1093/annonc/mdy096.

[21] GOTTLIEB JA, BAKER LH, QUAGLIANA JM, et al. Chemotherapy of sarcomas with a combination of adriamycin and dimethyl triazeno imidazole carboxamide [J] . Cancer, 1972, 30（6）: 1632-1638.

[22] ANTMAN K, CROWLEY J, BALCERZAK SP, et al. An intergroup phase III randomized study of doxorubicin and dacarbazine with or without ifosfamide and mesna in advanced soft tissue and bone sarcomas [J] . J Clin Oncol, 1993, 11（7）: 1276-1285.

[23] MAKI RG, WATHEN JK, PATEL SR, et al. Randomized phase II study of gemcitabine and docetaxel compared with gemcitabine alone in patients with metastatic soft tissue sarcomas: results of Sarcoma Alliance for Research Through Collaboration study 002 [J] . J Clin Oncol, 2007, 25（19）: 2755-2763.

[24] HENSLEY ML, MAKI R, VENKATRAMAN E, et al. Gemcitabine and docetaxel in patients with unresectable leiomyosarcoma: results of a phase II trial [J] . J Clin Oncol, 2002, 20（12）: 2824-2831.

[25] PAUTIER P, FLOQUET A, PENEL N, et al. Randomized multicenter and stratified phase II study of gemcitabine alone versus gemcitabine and docetaxel in patients with metastatic or relapsed leiomyosarcomas: a Fédération Nationale des Centres de Lutte Contre le Cancer（FNCLCC）French Sarcoma Group Study（TAXOGEM study）[J] . Oncologist, 2012, 17（9）: 1213-1220.

[26] SEDDON B, STRAUSS SJ, WHELAN J, et al. Gemcitabine and docetaxel versus doxorubicin

135

as first-line treatment in previously untreated advanced unresectable or metastatic soft-tissue sarcoma （GeDDiS）: a randomised controlled phase 3 trial [J]. Lancet Oncol, 2017, 18（10）: 1397-1410.

[27] VAN DER GRAAF WT, BLAY JY, CHAWLA SP, et al. Pazopanib for metastatic soft-tissue sarcoma（PALETTE）: a randomised, double-blind, placebo-controlled phase 3 trial [J]. Lancet, 2012, 379（9829）: 1879-1886.

[28] TOUZIOS JG, KIELY JM, PITT SC, et al. Neuroendocrine hepatic metastases: does aggressive management improve survival? [J] Ann Surg, 2005, 241（5）: 776-783; discussion 783-785.

[29] CHOTI MA, SITZMANN JV, TIBURI MF, et al. Trends in long-term survival following liver resection for hepatic colorectal metastases [J]. Ann Surg, 2002, 235（6）: 759-766.

[30] SCHWARTZ SI. Hepatic resection for noncolorectal nonneuroendocrine metastases [J]. World J Surg, 1995, 19（1）: 72-75.

[31] MUDAN SS, CONLON KC, WOODRUFF JM, et al. Salvage surgery for patients with recurrent gastrointestinal sarcoma: prognostic factors to guide patient selection. Cancer, 2000, 88（1）: 66-74.

[32] TAKEMURA N, SAIURA A. Role of surgical resection for non-colorectal nonneuroendocrine liver metastases [J]. World J Hepatol, 2017, 9（5）: 242-251.

[33] LANG H, NUSSBAUM KT, KAUDEL P, et al. Hepatic metastases from leiomyosarcoma: a single-center experience with 34 liver resections during a 15-year period [J]. Ann Surg, 2000, 231（4）: 500-505.

[34] DEMATTEO RP, SHAH A, FONG Y, et al. Results of hepatic resection for sarcoma metastatic to liver [J]. Ann Surg, 2001, 234（4）: 540-547.

[35] PAWLIK TM, VAUTHEY JN, ABDALLA EK, et al. Results of a single-center experience with resection and ablation for sarcoma metastatic to the liver [J]. Arch Surg, 2006, 141（6）: 537-543; discussion 543-544.

[36] MARUDANAYAGAM R, SANDHU B, PERERA MT, et al. Liver resection for metastatic soft tissue sarcoma: an analysis of prognostic factors [J]. Eur J Surg Oncol, 2011, 37（1）: 87-92.

[37] CHOONG PF, PRITCHARD DJ, ROCK MG, et al. Survival after pulmonary metastasectomy in soft tissue sarcoma. Prognostic factors in 214 patients [J]. Acta Orthop Scand, 1995, 66（6）: 561-568.

[38] PASTORINO U, BUYSE M, FRIEDEL G, et al. Long-term results of lung metastasectomy: prognostic analyses based on 5206 cases [J]. J Thorac Cardiovasc Surg, 1997, 113（1）: 37-49.

[39] BILLINGSLEY KG, BURT ME, JARA E, et al（1999）Pulmonary metastases from soft tissue sarcoma: analysis of patterns of diseases and postmetastasis survival [J]. Ann Surg 229（5）: 602-610; discussion 610-612.

[40] ROTH JA, PUTNAM JB JR, WESLEY MN, et al. Differing determinants of prognosis following resection of pulmonary metastases from osteogenic and soft tissue sarcoma patients [J]. Cancer, 1985, 55（6）: 1361-1366.

[41] CASSON AG, PUTNAM JB, NATARAJAN G, et al. Five-year survival after pulmonary metastasectomy for adult soft tissue sarcoma [J]. Cancer, 1992, 69（3）: 662-668.

[42] KIM S, OTT HC, WRIGHT CD, et al. Pulmonary resection of metastatic sarcoma: prognostic

factors associated with improved outcomes［J］. Ann Thorac Surg, 2011, 92（5）: 1780-1786; discussion 1786-1787.

［43］Putnam JB Jr, Roth JA, Wesley MN, et al. Analysis of prognostic factors in patients undergoing resection of pulmonary metastases from soft-tissue sarcoma［J］. J Thorac Cardiovasc Surg, 1984, 87（2）: 260-268.

［44］KON Z, MARTIN L. Resection for thoracic metastases from sarcoma［J］. Oncology（Williston Park）, 2011, 25（12）: 1198-1204.

［45］GARCÍA FRANCO CE, TORRE W, TAMURA A, et al. Long-term results after resection for bone sarcoma pulmonary metastases［J］. Eur J Cardiothoracic Surg, 2010, 37（5）: 1205-1208.

（译者：胡宝光，校对：王天宝）

第十四章 腹膜后肉瘤术后随访

Alessandro Comandone，Antonella Boglione，Teresa Mele

一、随访目的

肿瘤患者的随访是指在生存期内对接受手术的患者进行定期的放射学检查和临床评估[1-5]。术后随访的主要目的是早期发现复发和远处转移，予以相应处理，以提高患者的生活质量并降低死亡率。然而，对大多数肿瘤（乳腺、结肠、卵巢、非小细胞肺癌）而言，在复发和转移症状出现以前的随访检查往往不能改善患者的总体生存情况[1-5]。肿瘤患者随访的第二个目的是诊断和处理新辅助治疗和辅助治疗（包括放疗和化疗）有关的药物毒性和不良反应[1-5]。术后随访的第三个目的是为患者及其家属提供精神支持[1-3]。

常见恶性肿瘤（乳腺、结直肠癌、前列腺癌）的随访指南已用于临床，为医生的随访提供指导。不幸的是，这些建议在软组织肉瘤（STS）的随访中并没有为广大医生所接受。

比如，ASCO和ESMO都建议对乳腺癌进行简单的随访即可，主要包括病史回顾、体格检查及有限的血液学检查，血清学标志物检测和每年1次的钼靶检查[3-5]。文献报道及指南中的数据表明，强化的随访策略，包括腹部CT、超声、胸片或肺部CT、骨扫描等，都没有延长患者的生存时间，也未提高其生活质量。随访的具体期限也没有明确的界定[3-5]。

对发生于四肢的软组织肉瘤的随访而言，手术部位体格检查、周围软组织超声、磁共振、胸片或肺部CT扫描是常用检查手段[6-12]。由于复发的风险主要与肿瘤的大小、分级和病理类型有关，随访规则的制定就要基于上述特点[6-8, 10-12]。根治性切除的低级别肉瘤的随访，每6~12个月一次；高级别肉瘤则需要更加密切的随访，每3~4个月一次；随访时间最少为5年，5年后可视具体情况停止或延长随访时间[6-12]。

二、腹膜后肉瘤

腹膜后肉瘤（RPS）完整切除患者的中位生存期为103个月，而未完整切除患者的中位生存期仅为18个月[1, 13]。低级别肿瘤要比高级别肿瘤的生存期更长，分别为149个月和33个月[1]。RPS的大小是另外一个独立的预后因子，直径＜15cm的肿瘤比＞15cm的预后更好。如前所述，局部复发颇为常见，发生率为4%~68%[1, 13-14]。即使能够手术切除，二次复发或多次复发的肿瘤预后也远不及原发性肿瘤，因为复发肿瘤很少能完整切除。受访中心的多位外科专家表示，首次治疗措施的选择对患者的治疗非常关键，首次治疗后复发的肿瘤几乎没有治愈的希望[1, 13-20]。和四肢STS类似，RPS远处转移并不多见，肝、肺转移率仅为15%[21-22]。目前关于转移灶切除对生存影响的研究比较少，也没有专门针对RPS的最佳随访指南可资借鉴。现在可供参考的大多数指南也是针对四肢肉瘤、RPS和内脏肉瘤，有时也包含胃肠道间质瘤的指南，这些指南仅来源于单中心的医疗机构，多基于回顾性的非随机对照研究所提供的数据[6-12]。

需要关注RPS的主要特点（表14-1，表14-2）[1-2, 13-16]。随访前，临床医生必须明确患者是首次术后随访还是多次手术后的随访。由于对于多次手术切除患者而言，外科切除并非治愈性的手段，因为有更高的复发风险[1-2, 13-20]。首次手术后的患者，不管肿瘤是否完整切除，其5年和10年的生存率为51%和36%，表明RPS具有很高的早期和晚期复发率[13-20]。早期复发常见于首次手术切除后2年以内[13-20]。复发后再次手术很少能够做到完整切除，但由于手术切除病灶能够明显延缓疾病的进展，对局部复发肿瘤进行外科手术切除仍是首选[13-16]。对不能切除的肉瘤则给予姑息性化疗。仅接受化疗的患者，中位生存期为8个月，而接受姑息手术治疗的患者，即使不能根治性切除，其中位生存期也大于14个月[23-25]。

表14-1 腹膜后软组织肉瘤生物学特性

生物学特性		所占比例/%
组织类型	脂肪肉瘤	50
	平滑肌肉瘤	20~25
	恶性神经鞘瘤	15
	圆细胞/未分化	5
	其他	3
组织分级	1	32
	2	34
	3	30

续表

生物学特性		所占比例/%
根治程度	R0	47
	R1	26
	R2	10
肿瘤大小	<15cm	37
	>15cm	63
诊断时远处转移	无	85
	有	15

表14-2 影响RPS患者预后的因素

1. 年龄（≤65，>65）

2. 身体状况

3. 并存症

4. 多联用药

5. 腹膜后肉瘤以前干预措施和手术次数

6. 曾经治疗（单纯手术、新辅助化疗或放化疗、辅助化疗或放化疗）

　　临床病史采集和体格检查是进行RPS随访的第一步[6, 8-9]。病史采集可能发现患者有腹部不适、疼痛及肠功能紊乱等症状，但这些症状对早期发现复发的提示作用具有很大的偶然因素[6, 8]。体格检查也很少能够帮助成功的发现较小的复发病灶[6, 8-9]。在RPS或其他任何类型的肉瘤随访中，也没有特异性的血液学或血清学标志物可供参考。这些肿瘤通常不会分泌可用于早期检测的生化物质。乳酸脱氢酶有时可用作STS的血清学标志物，但它广泛表达于身体的多个器官组织中，如血液和肌肉，而且多数情况下对RPS或STS也无特异性[6, 8-9]。

　　鉴于上述原因，影像学检查在RPS的随访中是必须的[6-10]。然而，影像学检查不容易区分手术区域的小体积病变是局部复发还是术后的疤痕结节或纤维组织增生[6-10, 24]。由于敏感性较低，超声检查不作为首选，因此，随访检查必须包括腹部CT或MRI检查，二者在检测局部复发病变方面没有显著差别。肺转移比较少见（不到15%），但可以借助胸片或CT平扫/增强做出诊断。此外，我们还必须考虑到碘化物造影剂给一些年轻患者带来的风险，这些患者往往由于多个脏器受肿瘤累及而被迫接受了肾切除手术。连续5年进行多层连续CT平扫检查及采用钆类药物作为对比剂的增强MRI检查，给患者带来的风险也须考虑。目前，PET已用于鉴别RPS术后小结节是复发病灶还是纤维增生，但由于其敏感性不到60%，特异性也仅为75%[6, 8, 25]，因此，PET不是检测RPS早期复发的常规手段[25]。

三、RPS随访计划

为了做好定期访视和影像学检查随访，需要根据肉瘤的特点和患者的实际情况制订随访计划[6,8-10]。对低级别肉瘤（高分化和去分化脂肪肉瘤）专家一致建议每6个月进行一次CT平扫或MRI检查，持续时间至少为5年。胸部X-ray和CT检查则应该每6~12个月检查一次。也有专家建议将术后随访时间延长到术后10年[6,8-10]。

对高级别肉瘤（平滑肌肉瘤、圆细胞肉瘤、未分化肉瘤）应当每3~4个月进行一次CT或MRI检查，持续2年后改为4~6个月复查一次，持续3年后，每12个月复查一次。肺部平扫/增强CT，应当每6个月重复1次。另外，这种强度的随访也适用于任何级别的复发患者[6,8-10]。

四、随访结果

复发和远处转移病灶有几种不同的处理方式。局部复发必须考虑手术切除的可行性。许多研究表明，在能做到肉眼下切除的局部复发患者中，有相当高比例的患者会获得一段较长的无进展生存期[1-2,11-14,16-17]。反复复发病灶能成功切除的机会更少，目前多次手术切除仅适用于低级别脂肪肉瘤[1-2,11,13-14]。对不可切除的RPS肺部转移灶进行化疗或放疗，仍能使这类患者获得6~12个月的中位生存期[14-15,19]。而如果能完整切除病灶，有25%的患者可继续存活5年[1-2,14-15,19]。另一方面，肝转移接受手术切除的患者，其复发率高达100%，国际指南没有将外科手术和消融推荐用于肝转移患者[20]。不可切除病灶的化疗已引发了广泛关注[20]。多种药物联合化疗与单药化疗相比，有更高的反应率和更长的无进展生存期，但对总体生存期并没有显著的影响[21,23]。

五、总结

现有数据表明，RPS术后随访是肿瘤学领域的常规诊疗措施。合适的随访策略，包括病史采集、体格检查、腹部CT平扫或MRI检查、胸部X线或CT平扫检查[8-9]。早期发现局部复发和肺转移，能增加病灶的完整切除率和患者的总体生存。接受规律随访的患者，其生活质量也得以提高[6-9]。目前，RPS的随访策略仍需前瞻性研究予以明确，然而，个体化随访策略值得提倡，以便更精准地诊治RPS患者。

参考文献

［1］YOUSSEF E，FONTANESI J，MOTT M，et al. Long-term outcome of combined modality therapy in retroperitoneal and deep-trunk soft-tissue sarcoma：analysis of prognostic factors［J］. Int J Radiat Oncol Biol Phys，2002，54（2）：514-519.

［2］WINDHAM TC，PISTERS PW. Retroperitoneal sarcomas［J］. Cancer Control，2005，12（1）：36-43.

［3］KHATCHERESSIAN JL，HURLEY P，BANTUG E，et al. Breast cancer follow-up and management after primary treatment：American Society of Clinical Oncology clinical practice guideline update［J］. J Clin Oncol，2012，31（7）：961-965.

［4］RUNOWICZ CD，LEACH CR，HENRY NL，et al. American Cancer Society/American Society of Clinical Oncology breast cancer survivorship care guideline［J］. J Clin Oncol，2016，34（6）：611-635.

［5］SENKUS E，KYRIAKIDES S，OHNO S，et al. Primary breast cancer：ESMO clinical practice guidelines for diagnosis，treatment and follow-up［J］. Ann Oncol，2015，26（Suppl 5）：v8-v30.

［6］CASALI PG，ABECASSIS N，BAUER S，et al. Soft tissue and visceral sarcomas：ESMOEURACAN Clinical Practice Guidelines for diagnosis，treatment and follow-up［J］. Ann Oncol（Epub ahead of print），2018，doi：10. 1093/annonc/mdy096.

［7］MESSIOU C，MOSKOVIC E，VANEL D，et al. Primary retroperitoneal soft tissue sarcoma：imaging appearances，pitfalls and diagnostic algorithm［J］. Eur J Surg Oncol，2017，43（7）：1191-1198.

［8］GRIMER R，JUDSON I，PEAKE D，et al. Guidelines for the management of soft tissue sarcomas［J］. Sarcoma 2010：506182.

［9］WHOOLEY BP，MOONEY MM，GIBBS JF，et al. Effective follow-up strategies in soft tissue sarcoma［J］. Semin Surg Oncol，1999，17（1）：83-87.

［10］KANE JM 3RD. Surveillance strategies for patients following surgical resection of soft tissue sarcomas［J］. Curr Opin Oncol，2004，16（4）：328-332.

［11］GUTIERREZ JC，PEREZ EA，FRANCESCHI D，et al. Outcomes for soft-tissue sarcoma in 8249 cases from a large state cancer registry［J］. J Surg Res，2007，141（1）：105-114.

［12］GRONCHI A，MICELI R，SHURELL E，et al. Outcome prediction in primary resected retroperitoneal soft tissue sarcoma：histology-specific overall survival and diseasefree survival nomograms built on major sarcoma center data sets［J］. J Clin Oncol，2013，31（13）：1649-1655.

［13］PORTER GA，BAXTER NN，PISTERS PW. Retroperitoneal sarcoma：a population-based analysis of epidemiology，surgery，and radiotherapy［J］. Cancer，2006，106（7）：1610-1616.

［14］CATTON CN，O'SULLIVAN B，KOTWALL C，et al. Outcome and prognosis in retroperitoneal soft tissue sarcoma［J］. Int J Radiat Oncol Biol Phys，1994，29（5）：1005-1010.

［15］GRONCHI A，STRAUSS DC，MICELI R，et al. Variability in patterns of recurrence after resection of primary retroperitoneal sarcoma（RPS）：a report on 1007 patients from the Multi-institutional Collaborative RPS Working Group［J］. Ann Surg，2016，263（5）：1002-1009.

［16］BONVALOT S，RIVOIRE M，CASTAING M，et al. Primary retroperitoneal sarcomas：a

143

multivariate analysis of surgical factors associated with local control ［J］. J Clin Oncol，2009，27（1）：31-37.

［17］LEWIS JJ，LEUNG D，WOODRUFF JM，et al. Retroperitoneal soft-tissue sarcoma：analysis of 500 patients treated and followed at a single institution ［J］. Ann Surg，1998，228（3）：355-365.

［18］STRAUSS DC，HAYES AJ，THWAY K，et al. Surgical management of primary retroperitoneal sarcoma ［J］. Br J Surg，2010，97（5）：698-706.

［19］SALTZMAN DA，SNYDER CL，FERRELL KL，et al. Aggressive metastasectomy for pulmonic sarcomatous metastases：a follow-up study ［J］. Am J Surg，1993，166（5）：543-547.

［20］JAQUES DP，COIT DG，CASPER ES，et al. Hepatic metastases from soft-tissue sarcoma ［J］. Ann Surg，1995，221（4）：392-397.

［21］TOULMONDE M，BONVALOT S，RAY-COQUARD I，et al. Retroperitoneal sarcomas：patterns of care in advanced stages，prognostic factors and focus on main histological subtypes：a multicenter analysis of the French Sarcoma Group ［J］. Ann Oncol，2014，25（3）：730-734.

［22］NOUJAIM J，VAN DER GRAAF WT，JONES RL. Redefining the standard of care in metastatic leiomyosarcoma ［J］. Lancet Oncol，2015，16（4）：360-362.

［23］JUDSON J，VERWEIJ J，GELDERBLOM H，et al. Doxorubicin alone versus intensified doxorubicin plus ifosfamide for first-line treatment of advanced or metastatic soft-tissue sarcoma：a randomised controlled phase 3 trial ［J］. Lancet Oncol，2014，15（4）：415-423.

［24］FRANCIS IR，COHAN RH，VARMA DGK，et al. Retroperitoneal sarcomas ［J］. Cancer Imaging，2005，5（1）：89-94.

［25］MESSA C，LANDONI C，POZZATO C，et al. Is there a role for FDG PET in the diagnosis of muscoloskeletal neoplasms? ［J］. J Nucl Med，2000，41（10）：1702-1703.

（译者：胡宝光，校对：王天宝）

第十五章 全球化协作：跨大西洋腹膜后肉瘤协作组

Alessandro Gronchi，Vittorio Quagliuolo

一、概述

当代关于腹膜后肉瘤的研究始于2010年底，当时有两组关于手术切除治疗腹膜后原发肿瘤临床效果的研究报道。这些研究是在完整切除肿瘤的基础上进行了更广泛的手术切除，切除的范围扩大到周围的毗邻器官、软组织甚至是一些并未明显侵犯的周围组织。这种"区域切除"或扩大切除的范围与四肢软组织肉瘤切除范围类似，其中包括肿瘤周边的部分正常组织，如皮肤、皮下脂肪、肌肉等[1-2]。研究结果表明，患者经扩大手术切除治疗后的局部复发率更低，总生存率也显著提高[3]。这些报告随后引发了欧洲与北美肉瘤研究中心之间的激烈争论[4-11]，但所有的问题最后都需基于随后的数据分析研究而得以解决[3, 12]。

在这期间，一部分参与切除范围讨论的成员开始联合起来，逐步形成了跨大西洋腹膜后肉瘤协作组（TARPSWG）的雏形[13]。2013年，为了更新腹膜后肿瘤（RPS）及胃肠道间质瘤的相关诊疗指南，该协作组织在欧洲临床肿瘤协会（ESMO）会议期间召开了第一次会议，主要目的是通过多机构协作的方式使腹膜后肉瘤的治疗更加优化和便于理解[14]。

近年来，TARPSWG的努力为RPS手术方式的转变做出了一些重要贡献。他们首次报道了RPS手术切除（比如扩大切除术）的技术要点和注意事项，首次主导发起了针对其他外科医生的手术培训课程[15]。他们在原发性、继发性及转移性的RPS方面达成了诊疗共识，并形成指南[16-18]。通过整合TAPRSWG成员组织提供的相关数据，开发并验证了针对原发性和继发性RPS患者进行预后判断的列线图[19-20]。目前这些成员机构的列线图数据可方便地通过名为"Sarculator"（http：// www.sarculator.com/）的免费应用程序即时下载到智能手机上。此外，美国癌症联合委员会编辑的第八版会员手册，将原发性RPS的列线图推荐为最佳的RPS肿瘤分期工具。

2016年，公布了基于8个TARPSWG协作单位共计1 007例原发性RPS患者的临床数据，这是迄今为止有关原发性RPS数据量最大的一篇文献[21]。该报告和同期进行的其他研究报告，都强调了组织学亚型在预测RPS原位复发或远处转移中的重要价值[22-24]。因此，组织学亚型成了医生在制订初次治疗策略（包括手术切除范围）时要充分考虑的重要因素。其他几个后续研究，通常是探讨与各种扩大切除手术相关的并发症和死亡率，但也有文献重点讨论特殊术式如胰十二指肠切除术或复发的临床结局[25-27]。

总之，协作组是针对本病的第一个随机试验能够成功完成的主要推动者之一（见图15-1）。

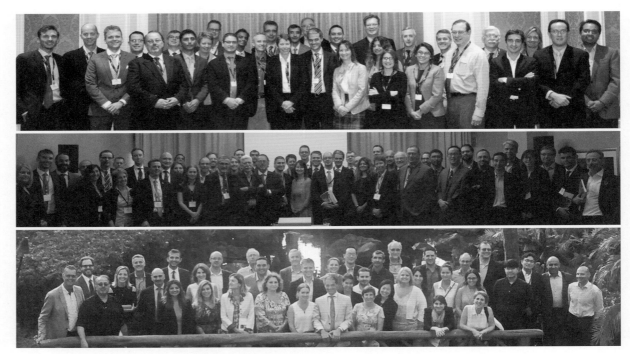

图15-1 跨太平洋腹膜后肉瘤协作组在Connective Tissue Oncology Society
上方为2015年盐湖城，中间为2016年在里斯本，下方为2017年在茂伊岛。

二、展望未来

总体而言，RPS手术的治疗策略日新月异，但对这些肿瘤的治疗仍然面临巨大的挑战，仍然需要付出更多的努力以改善这种罕见疾病患者的预后。需要注意的是，放疗在RPS局部控制中的作用仍有待于进一步明确。在RPS的诊疗中，最有可能取得下一项里程碑式成果的研究是关于新辅助放疗联合手术与单纯手术相比的多中心随机试验（STRASS NCT01344018）。目前的入组工作已经完成，其组织学亚型分组的数据分析尤受关注。

系统化治疗效果是需要解决的下一个"前沿"问题。借助这种协作，紧随STRASS研究之后，另一项对于远处转移高风险RPS采用新辅助化疗的随机对照研究正在筹备中（所以也被叫做STRASS-2）。

RPS诊疗的进一步发展有赖于基础研究的深入和对RPS生物学特点更加深入的认识。TARPSWG这样的多中心协作模式，对RPS的诊疗管理至关重要。自协作组成立以来，其规模已为初建时的3倍，而且还在持续发展壮大。协作组团队成员不仅有外科学者，还有内科、肿瘤放射和病理学者的加入，其范围基本上涵盖了进行RPS诊疗所需要的各学科医师团队。自2017年1月起，一个由协作组共有的、前瞻性的数据库已经开始建设，目前已收集了超过400例患者的数据资料。一个相应的组织标本库也正在筹建之中。

另外，TARPSWG也将会超越大西洋的范畴，将世界其他地区（例如亚洲）的RPS治疗中心纳入其中，成为真正的全球性RPS联盟。目前，来自韩国、中国、新加坡、印度、澳大利亚和其他国家的一些RPS治疗中心已表示有兴趣加入该组织。一个更加正式的超越国界、跨越不同大陆的协作组织（如肿瘤组织学会、外科肿瘤学会、欧洲外科肿瘤学会等）即将成立。然而，和平友好环境和彼此的信任才是使该组织茁壮成长的主要推动力。

总之，从最初的RPS死亡病例尸检解剖开始，外科手术取得巨大进展，绝大部分患者接受手术治疗，而且在肿瘤三级诊治中心可安全开展此手术，手术死亡率也相对较低。虽然一些巨大肿瘤的治疗效果仍不尽人意，但随着非手术疗法进展、研究深入及协作组的不懈努力，我们深信治愈这种罕见疾病的时刻必将到来。

参考文献

［1］GRONCHI A, LO VULLO S, FIORE M, et al. Aggressive surgical policies in a retrospectively reviewed single-institution case series of retroperitoneal soft tissue sarcoma patients［J］. JClin Oncol, 2009, 27（1）: 24-30.

［2］BONVALOT S, RIVOIRE M, CASTAING M, et al. Primary retroperitoneal sarcomas: a multivariate analysis of surgical factors associated with local control［J］. J Clin Oncol, 2009, 27（1）: 31-37.

［3］GRONCHI A, MICELI R, COLOMBO C, et al. Frontline extended surgery is associated with improved survival in retroperitoneal low-to intermediate-grade soft tissue sarcomas［J］. Ann Oncol, 2012, 23（4）: 1067-1073.

［4］PISTERS PW. Resection of some-but not all-clinically uninvolved adjacent viscera as part of surgery for retroperitoneal soft tissue sarcomas［J］. J Clin Oncol, 2009, 27（1）: 6-8.

［5］GRONCHI A, BONVALOT S, LE CESNE A, et al. Resection of uninvolved adjacent organs can be part of surgery for retroperitoneal soft tissue sarcoma［J］. J Clin Oncol, 2009, 27（12）: 2106-2107; author reply 2107-2108.

［6］RAUT CP, SWALLOW CJ. Are radical compartmental resections for retroperitoneal sarcomas justified?［J］. Ann Surg Oncol, 2010, 17（6）: 1481-1484.

［7］MUSSI C, COLOMBO P, BERTUZZI A, et al. Retroperitoneal sarcoma: is it time to change the surgical policy?［J］. Ann Surg Oncol, 2011, 18（8）: 2136-2142.

［8］GRONCHI A，POLLOCK RE．Surgery in retroperitoneal soft tissue sarcoma：a call for a consensus between Europe and North America［J］．Ann Surg Oncol，2011，18（8）：2107-2110.

［9］GRONCHI A，POLLOCK RE．Quality of local treatment or biology of the tumor：which are the trump cards for loco-regional control of retroperitoneal sarcoma？［J］．Ann Surg Oncol，2013，20（7）：2111-2113.

［10］FAIRWEATHER M，WANG J，JO VY，et al．Surgical management of primary retroperitoneal sarcomas：rationale for selective organ resection［J］．Ann Surg Oncol，2018，25（1）：98-106.

［11］STRAUSS DC，RENNE SL，GRONCHI A．Adjacent，adherent，invaded：a spectrum of biologic aggressiveness rather than a rationale for selecting organ resection in surgery of primary retroperitoneal sarcomas［J］．Ann Surg Oncol，2018，25（1）：13-16.

［12］CALLEGARO D，MICELI R，BRUNELLI C，et al．Long-term morbidity after multivisceral resection for retroperitoneal sarcoma［J］．Br J Surg，2015，102（9）：1079-1087.

［13］TSENG WW，POLLOCK RE，GRONCHI A．The Trans-Atlantic Retroperitoneal Sarcoma Working Group（TARPSWG）："Red wine or white"？［J］．Ann Surg Oncol，2016，23（13）：4418-4420.

［14］ESMO/EUROPEAN SARCOMA NETWORK WORKING GROUP．Soft tissue and visceral sarcomas：ESMO clinical practice guidelines for diagnosis，treatment and follow-up［J］．Ann Oncol，2014，25：（Suppl 3）：iii102-iii112.

［15］BONVALOT S，RAUT CP，POLLOCK RE，et al．Technical considerations in surgery for retroperitoneal sarcomas：position paper from E-Surge，a master class in sarcoma surgery，and EORTC-STBSG［J］．Ann Surg Oncol，2012，19（9）：2981-2991.

［16］Trans-Atlantic RPS Working Group．Management of primary retroperitoneal sarcoma（RPS）in the adult：a consensus approach from the Trans-Atlantic RPS Working Group［J］．Ann Surg Oncol，2015，22（1）：256-263.

［17］Trans-Atlantic RPS Working Group．Management of recurrent retroperitoneal sarcoma（RPS）in the adult：a consensus approach from the Trans-Atlantic RPS Working Group［J］．Ann Surg Oncol，2016，23（11）：3531-3540.

［18］TRANS-ATLANTICRETROPERITONEAL SARCOMA WORKING GROUP（TARPSWG）．Management of metastatic retroperitoneal sarcoma：a consensus approach from the Trans-Atlantic Retroperitoneal Sarcoma Working Group（TARPSWG）［J］．Ann Oncol，2018，29（4）：857-871.

［19］GRONCHI A，MICELI R，SHURELL E，et al．Outcome prediction in primary resected retroperitoneal soft tissue sarcoma：histology-specific overall survival and disease-free survival nomograms built on major sarcoma center data sets［J］．J Clin Oncol，2013，31（13）：1649-1655.

［20］RAUT CP，MICELI R，STRAUSS DC，et al．External validation of a multi-institutional retroperitoneal sarcoma nomogram［J］．Cancer，2016，122（9）：1417-1424.

［21］GRONCHI A，STRAUSS DC，MICELI R，et al．Variability in patterns of recurrence after resection of primary retroperitoneal sarcoma（RPS）：a report on 1007 patients from the Multi-institutional Collaborative RPS Working Group［J］．Ann Surg，2016，263（5）：1002-1009.

［22］TAN MC，BRENNAN MF，KUK D，et al．Histology-based classification predicts pattern of recurrence and improves risk stratification in primary retroperitoneal sarcoma［J］．Ann Surg，2016，263（3）：593-600.

［23］GRONCHI A，MICELI R，ALLARD MA，et al. Personalizing the approach to retroperitoneal soft tissue sarcoma：histology-specific patterns of failure and postrelapse outcome after primary extended resection［J］. Ann Surg Oncol，2015，22（5）：1447-1454.

［24］CALLEGARO D，FIORE M，GRONCHI A. Personalizing surgical margins in retroperitoneal sarcomas［J］. Expert Rev Anticancer Ther，2015，15（5）：553-567.

［25］MACNEILL AJ，GRONCHI A，MICELI R，et al. Postoperative morbidity after radical resection of primary retroperitoneal sarcoma：a report from the Transatlantic RPS Working Group［J］. Ann Surg2018，267（5）：959-964.

［26］TSENG WW，TSAO-WEI DD，CALLEGARO D，et al. Pancreaticoduodenectomy in the surgical management of primary retroperitoneal sarcoma［J］. Eur J Surg Oncol，2018，44（6）：810-815.

［27］MACNEILL AJ，MICELI R，STRAUSS DC，et al. Post-relapse outcomes after primary extended resection of retroperitoneal sarcoma：a report from the Trans-Atlantic RPS Working Group［J］. Cancer，2017，123（11）：1971-1978.

（译者：胡宝光，校对：王天宝）